心理援助热线
建设与管理

编著
湖南省精神医学中心
中国医学救援协会心理救援分会
国家精神心理疾病临床医学研究中心（中南大学湘雅二医院）

人民卫生出版社
·北 京·

图书在版编目（CIP）数据

心理援助热线建设与管理 / 湖南省精神医学中心，
中国医学救援协会心理救援分会，国家精神心理疾病临床
医学研究中心（中南大学湘雅二医院）编著 . — 北京：
人民卫生出版社，2021.1

　ISBN 978-7-117-31137-3

　Ⅰ.①心… Ⅱ.①湖…②中…③国… Ⅲ.①心理咨
询 — 咨询服务 — 研究　Ⅳ.①R395.6

中国版本图书馆 CIP 数据核字（2021）第 006169 号

人卫智网	**www.ipmph.com**	医学教育、学术、考试、健康，
		购书智慧智能综合服务平台
人卫官网	**www.pmph.com**	人卫官方资讯发布平台

心理援助热线建设与管理
Xinli Yuanzhu Rexian Jianshe yu Guanli

编　　著：湖南省精神医学中心
　　　　　中国医学救援协会心理救援分会
　　　　　国家精神心理疾病临床医学研究中心
　　　　　（中南大学湘雅二医院）
出版发行：人民卫生出版社（中继线 010-59780011）
地　　址：北京市朝阳区潘家园南里 19 号
邮　　编：100021
E - mail：pmph @ pmph.com
购书热线：010-59787592　010-59787584　010-65264830
印　　刷：北京汇林印务有限公司
经　　销：新华书店
开　　本：710×1000　1/16　　印张：8
字　　数：135 千字
版　　次：2021 年 1 月第 1 版
印　　次：2021 年 2 月第 1 次印刷
标准书号：ISBN 978-7-117-31137-3
定　　价：35.00 元

打击盗版举报电话：010-59787491　E-mail：WQ @ pmph.com
质量问题联系电话：010-59787234　E-mail：zhiliang @ pmph.com

《心理援助热线建设与管理》编写委员会

顾　问　李凌江

主　审　肖　涛　李亚敏

副主审　吴大兴

主　编　欧阳沙媛　袁　皖

副主编　杨燕贻　陈谊月　汪健健　张展筹　张盛峰

编　委　（按姓氏笔画排序）

王　玲　叶　曼　田继东　向彦琪　刘　雁

孙淑娟　李晓娟　李雪娥　杨　红　杨　丽

杨燕贻　何　莉　汪健健　张　晶　张　霞

张展筹　张盛峰　陈谊月　范伟娟　欧阳沙媛

周　冰　郝迎春　袁　皖　唐婧琼　梁飚绵

彭　婷　程　姣　童嘉佳　曾丽娜　谭佳琦

熊　琳

序

  中国第一条心理健康热线由陈仲舜于 1987 年在天津建立,数十年来,为预防心理危机,提供心理干预的社会服务,各种各样的心理干预机构相继在全国各地成立。随着社会的进步与发展,人们正体验着由此带来的心理冲击和压力,心理卫生问题时有发生。心理援助热线作为一种行之有效且相对方便实用的心理咨询途径,具有联络与支持、及时性、自主性、方便性、匿名性和隐秘性等特点,俨然已经成为大多数发达国家提供心理卫生保健的重要组成部分。鉴于此,2008 年国家卫生部出台了要求做好心理援助热线建设工作的通知。

  自 2019 年 12 月底以来,新冠肺炎疫情席卷中国大地,不仅威胁着公众的身体健康,也影响到人们的心理健康。由此引发的恐惧、焦虑等负面情绪日益显著,大众的心理支持需求与日俱增。及时加强心理疏导,做好人文关怀,是打赢这场疫情防控阻击战的重要一环。

  中国医学救援协会心理救援分会在各级领导及部门的大力支持下,率先在中南大学湘雅二医院全院教职员工中招募精神卫生专业人员、临床医疗护理工作者以及符合条件的社会心理服务志愿者,共同打造"全国应对疫情心理援助热线"平台。先后开通疫情心理援助热线电话 0731-85292999、湖南省公共卫生公益热线 12320 分转中心和 400-832-1100 热线,并启动互联网在线新冠肺炎疫情心理咨询,发挥了帮助民众构建心理抗疫防线的功能。

  值得高兴的是,"全国应对疫情心理援助热线"的专家和志愿者们,积极探索,大胆实践,组织编写了《心理援助热线建设与管理》一书,其出版发行非常切合当前疫情防控常态化工作的实际需要。相信本书会在各地心理援助热线的规范建设、如何落实日常管理工作、怎样提高热线服务质量等方面起到积极的指导作用。

一个国家与地区精神文明和社会发展的重要标志就是建立心理干预机制,心理援助热线是其中不可或缺的一环,它能有效发挥心理干预的作用,在缓解社会压力和稳定大众情绪等方面做出应有的贡献。

中国医学救援协会心理救援分会会长　肖　涛
2020 年 7 月

前　言

　　为了落实国务院应对新型冠状病毒感染的肺炎疫情联防联控机制下发《关于设立应对疫情心理援助热线的通知》(肺炎机制发〔2020〕18号)文件精神,积极响应国家号召和湖南省卫生健康委要求,由中国医学救援协会心理救援分会、国家精神心理疾病临床医学研究中心(中南大学湘雅二医院)组织建立了"全国应对疫情心理援助热线"平台,并通过中国医学救援协会上报国家卫生健康委医政医管局、中国科学技术协会等部门,在湖南省科学技术协会和湖南省科技志愿者总队支持下迅速启动相关工作,切实部署科学防控疫情工作,规范化解与处置疫情带来的心理伤害。

　　本书由多名从事精神卫生、心身医学的医务人员编写而成,注重实践性,突出实用性,根据疫情期间工作实际情况,对"全国应对疫情心理援助热线"平台的组织架构与管理制度、工作流程、人员甄选与培训、督导与质量控制、心理援助热线咨询的技能、突发公共卫生事件的身心防护等内容进行了详细介绍,特别是在最后的章节结合不同的案例,给出了应答思路,启发了心理援助热线志愿者的工作思路,是一本深入浅出、指导性强的实际操作指引。

　　"全国应对疫情心理援助热线"平台的建设经验源于中国医学救援协会心理救援分会及中南大学湘雅二医院的积极勇敢尝试,本书是该热线在运营、管理中不断磨合、改进、完善的智慧结晶,具体实用,可参考性强,充分发挥了稳定大众情绪、妥善化解危机、维护社会安定等作用。此外,本书同样适用于其他突发公共卫生事件心理援助热线的建立、管理及长效运营。

"全国应对疫情心理援助热线"平台的建设凝聚了所有专家和志愿者的智慧,有广阔的实践和理论研究前景。但由于时间仓促,编者水平有限,不足之处在所难免,敬请各位读者批评指正。

编　者

2020 年 7 月

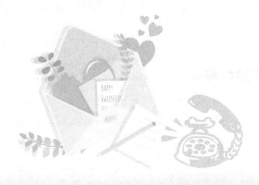

目 录

第一章

心理援助热线概述

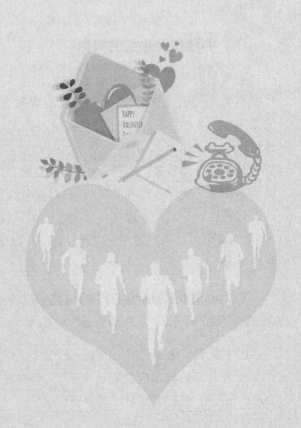

第一节　心理援助热线介绍

为了促进心理和谐,向群众提供便利的心理危机干预服务,卫生部于2008年7月启动心理援助热线电话试点建设工作,同年印发了《卫生部办公厅关于做好心理援助热线建设工作的通知》(卫办疾控发〔2008〕149号),要求各省、自治区等逐步设立心理援助热线电话。为了规范热线管理工作,2010年2月卫生部出台了《心理援助热线电话管理办法》和《心理援助热线电话技术指导方案》,有力地推动了热线事业向专业化、规范化发展。目前国内对热线心理咨询的需求量大,拨打心理援助热线已经成为人们应对各种心理问题时的一个重要选择。

一、心理援助热线的概念

心理援助热线作为一种迅速便捷、超越空间、及时有效的心理服务形式,已经有数十年的发展历史,涵盖心理健康教育、情感支持、危机干预等服务。它是一个专业的组织机构,依靠精神科医护人员、心理咨询师、心理治疗师、心理健康相关工作者,以电话为中介承担自然灾害、事故灾难、公共卫生事件或者社会事件心理救援的责任,具有义务救治,回馈社会,识别经历创伤的人群或个体出现的精神障碍和危机状态,对高危人群进行危机干预或转介等功能的非营利性服务机构。通过良好的咨询关系,运用基本的心理咨询方法和技术,帮助来电者澄清问题,挖掘和利用资源,以建设性的方式解决问题,有效满足并促进来电者成长。

二、心理援助热线的目标与特点

(一) 目标

1. 积极响应政府"健康中国行动"之心理健康促进号召,承担社会责任。

2. 提升心理救援应急管理水平,完善突发公共卫生事件应急机制,提高心理救援的处置能力,履行心理救援职责。

3. 构建心理服务网站,推广普及心理救援知识,提升全民心理急救意识,规范发展心理危机干预和心理援助。

4. 培养心理救援人才梯队,提升全民心理救援组织能力,打造专业化心理救援力量。

(二) 特点

心理援助热线具有方便、快捷、匿名的特点,可以帮助来电者获得情感支持,摆脱危机心理,提供社会支持等。同时心理援助热线强调三个方面:一是以电话为沟通渠道,且只能通过电话提供服务;二是运用心理学方法,关注心理问题、促进自我成长;三是强调挖掘和利用资源。

三、心理援助热线的原则

(一) 工作原则

1. 坚持公益服务 为来电者提供免费的心理援助服务。

2. 坚持专业服务 运用专业的方法和技术,为来电者提供情绪疏导、情感支持、危机干预等有针对性的服务,并定期开展专业督导,保障热线服务的专业性。

3. 坚守伦理要求 遵守善行、责任、诚信、公正、尊重的职业伦理和职业精神,避免对来电者造成伤害,维护其身心健康。

(二) 伦理原则

1. 具备政治责任感 心理援助热线志愿者(简称"志愿者")应当具备基本的政治责任感,在遵守国家法律法规的基础上开展工作,及时传达有关法律法规和政策,杜绝违背法律和道德的行为。

2. 科学准确传播信息 志愿者应当认真学习相关专业知识,不断更新知识,及时、准确、科学地传播相关信息。

3. 及时处理应急事件 在面对应急或突发事件时,要沉着冷静,及时恰当地进行处理,不得违反相关职业守则。对应急事件不可隐瞒或弄虚作假。

4. 保持客观公正 以客观、科学、公正的态度对待每一位来电者,不给予道德价值评判。

5. 遵守知情同意及保密原则 如需对热线服务过程进行录音,应当事先取得来电者的知情同意,并充分尊重来电者的隐私权。除保密例外的情况外,未经来电者知情同意,严禁将来电者的个人信息、求询问题以及相关信息透露给第三方,更不可利用上述信息谋取私人利益。

四、心理援助热线的功能

心理援助热线具有心理健康教育、情感支持、危机干预、转介四大功能。

1. 心理健康教育功能　大多数发达国家的心理援助热线已成为国民心理保健的重要方式,在处理心理应激和预防心理行为问题方面发挥了积极作用。与此同时,心理援助热线在重大灾难性事件、公共卫生事件发生时,可以作为危机人员的社会支持资源,为危机人员提供心理健康知识,提升应对危机能力,达到安抚情绪、消除危机、预防自杀的目的。

2. 情感支持功能　心理援助热线通过来电与来电者建立初步连接,为来电者提供情绪舒缓的绿色通道。志愿者运用倾听、共情、真诚、积极关注等常用心理咨询技能为来电者建立具备心理建设的心理支持环境,让来电者以匿名的方式倾诉,无需担忧隐私被泄露,达到宣泄负面情绪的目的,并积极地帮助来电者寻找内、外部资源,达到缓解情绪的目的。

3. 危机干预功能　志愿者在接听电话时运用专业知识识别高危来电,并对有自杀、自伤、暴力倾向的来电及时进行干预,与来电者讨论解决问题的方法,寻找内、外部资源,选择最佳的方案,达到缓解高危人群心理危机的目的。

4. 转介功能　志愿者只负责为来电者建立连接,不能诊断疾病或指导用药。志愿者遇到超出心理援助热线咨询服务范围,或评估自己无法完成此次咨询任务时,应当及时转介给专家。

第二节　心理咨询在心理援助热线中的应用

心理咨询最早兴起于美国,广义的心理咨询包含心理咨询和心理治疗,有时心理检查、心理测验也被列入该范围。狭义的心理咨询不包括心理治疗,仅局限于双方通过面谈、书信和电话等手段向咨询者提供心理援助和咨询帮助。心理援助热线作为一种行之有效且相对方便的心理咨询途径,已经逐渐成为提供心理卫生保健的重要组成部分。

一、常见的心理咨询方法

心理咨询的具体方法有很多,根据不同的理论模式,大致可分为精神分析疗法、行为主义疗法、人本主义疗法、认知疗法、森田疗法等,志愿者应有所了解,才能有效地面对不同的心理问题。

1. 精神分析疗法 试图破除来电者的心理阻抗,把压抑在潜意识中的冲突诱发出来,使来电者明确症状的实质,从而使症状消失。

2. 行为主义疗法 通过对来电者再训练的方法(如教授来电者对周围环境中的刺激作出新的适应反应),以及在某些方面改变个体环境的方法,从而改变行为。

3. 人本主义疗法 强调创造一种良好的环境,真诚相待,互相理解,帮助来电者进行自我探索,发现真正的自我,并朝着自我实现的目标前进。

4. 认知疗法 咨询的关键在于指导来电者改变原来的认知结构,解除歪曲的想法,纠正不合理的信念,从而改变行为。

5. 森田疗法 主张"顺应自然",即指导来电者接受自己的症状而不是排斥它,带着症状像正常人一样生活;还主张"为所当为",即控制那些可以控制的事,例如人的行为。

二、心理援助热线的实施要求

1. 热线接听时间规范要求 面谈形式的心理咨询时间不超过 1 个小时,热线咨询的时间一般控制在 30 分钟以内。如果来电者没有结束谈话的意向,志愿者一定要及时提醒来电者,或者用打断的方式准备结束。如果来电者不愿意结束,应当向来电者说明心理援助热线的工作范围,取得对方的理解。

2. 注重接听电话礼仪 中国是礼仪之邦,"礼"是先贤留给我们的智慧。运用智慧的方法帮助志愿者与来电者产生积极的人际关系,相互之间建立信任的桥梁,为后续问题的解决提供前提条件。

3. 环境设置 应有专用的热线电话接听场所,环境封闭、安静、空间宽敞;有专用的热线电话接听、记录、转接、监听设备等。

第三节 心理援助热线在突发公共卫生事件中的应用

突发公共卫生事件是指突然发生,造成或者可能造成社会公众健康严重损害的重大传染病疫情、群体性不明原因疾病、重大食物和职业中毒以及其他严重影响公众健康的事件,不仅给人们的生命造成威胁,也会给人们的心理带来恐惧、焦虑甚至哀痛。因此,在应对突发公共卫生事件的过程中,为人们提供心理援助和干预是非常必要的。

根据环球项目(Sphere,2011)和机构间常设委员会(Inter-agency Standing Committee,简称 IASC,2007)的定义,在危机事件来临或者公共卫生事件发生后 24~72 小时内开展的心理援助也称心理急救(psychological first aid,PFA),包括以下主题:在不侵扰的前提下,提供实际的关怀和支持;评估需求和关注;协助人们满足基本需求(例如食物、水和信息);聆听倾诉,但不强迫交谈;安慰来电者,帮助其感到平静;帮助来电者获得信息、服务和社会支持;保护来电者免受进一步的伤害。

一、心理援助热线的作用

在应对突发公共卫生事件的过程中,心理援助热线能及时受理大众的咨询,促使大众采取更适宜的行为应对,同时能收集大众的舆情信息并及时向有关部门反馈,在维护大众心理健康、防范因心理压力引发极端事件、促进社会稳定等方面具有不可或缺的作用,同时也能为卫生健康部门决策提供参考。

1. 收集突发公共卫生事件发生初期的舆情和大众关注热点　为有针对性地采取应对措施提供第一线资料,及时掌握大众关注的热点,通过传媒进行信息反馈,迅速降低事件热度。

2. 辅助提供舆情监测　将大众舆情和媒体舆情结合起来,为政府提供更精确的舆情状态。

3. 答疑解惑　减少因为信息沟通不畅造成的困惑,将正确的信息传递给大众。

二、心理援助热线的职责范围

1. 向社会大众提供防病、保健咨询,开展心理健康教育普及工作。
2. 向社会大众提供有关突发公共卫生事件相关法律、法规与政策咨询。
3. 接收突发公共卫生事件的投诉、举报、建议。
4. 与大众进行风险沟通,实时进行舆情监测。

三、心理援助热线实施的注意事项

为了维护社会的和谐稳定,并给予及时、方便、有效的干预和社会心理支持,心理援助热线已经成为人们在应对突发公共卫生事件时的重要选择。心理援助热线作为应对突发公共卫生事件时的心理咨询服务,应注意以下几方面工作:

1. 严格把握时期　心理援助热线工作应迅速启动,并在突发公共卫生事件的不同阶段注重不同的应对方法。如果错过这个特殊时期,热线的贡献度和价值将大大减低。

2. 注重媒体宣传　在信息发布方面,应确保主流媒体对突发公共卫生事件信息进行及时、透明地公开,同时规范心理援助热线平台管理,如公众号、微博等,加强舆论监督和网络巡查,控制不良信息的传播对公众的误导。另外,为了促使心理援助热线发挥更大的效果,广泛而持久的宣传工作非常重要。

3. 加强人员队伍体系建设　建立心理援助热线人才网络,一旦发生突发公共卫生事件,便于紧急就近组织、调动相关人员参与心理救援任务。

4. 完善效果评价与督导机制　根据突发公共卫生事件实际情况对志愿者开展针对性的培训,调整其知识结构,及时对心理咨询效果进行总结评价;另一方面,对志愿者本身面对的压力及健康状况进行管理及监督指导。以上均是保证心理援助热线服务质量的重要环节。

第二章

心理援助热线平台管理体系

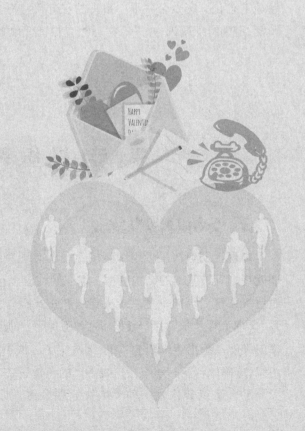

心理援助热线能有效降低来电者自杀风险、改善其负性情绪,然而心理援助热线受场地、设施及人员等因素的影响,有一定的局限性。建立规范化的心理援助热线平台机构成为热线发展的必然趋势。

机构管理体系对心理援助热线平台的正常运转起着至关重要的作用,主要体现在:其一,心理援助热线是一种组织行为,而不是简单的个人行为,需要完善的组织管理体系和组织架构;其二,为保障心理援助热线平台的平稳运行,需要制定完善的规章制度和职责;其三,心理援助热线有较高的专业素养要求,必须遵循心理咨询相关专业规定,根据规范的操作流程开展工作;其四,维持心理援助热线平台机构的可持续发展,并开展相应的学术研究。

心理援助热线平台机构管理区别于普通的心理咨询机构管理,具有其个性化的特点。其一,人员管理制度化。平台人员组成复杂,志愿者队伍具有流动性和分散性,志愿者的选拔、培训和督导是工作中的重点。其二,环境管理流程化。场地设施及设备管理成为常规,根据流程进行日常维护。其三,应急管理常态化。突发公共卫生事件往往伴随一些特殊的变化,应制订应急管理预案,定期组织培训,并进行常态化应急管理预案演练。

第一节　组织架构

一、平台组织架构

心理援助热线平台组织架构是维持心理援助热线平台运转、部门协调及职能规划等最基本的结构依据。组织架构应该包含纵向维度与横向维度的组织层级系统。纵向维度系统决定组织正式报告关系的组织结构,包含层级关系、管理流程及成立领导工作小组,确保平台遇到重大问题时能够及时上报;横向维度系统指组织职能系统,即决定个体成员如何组成部门,部门如何组成组织,能确保各司其职维持热线平台的正常运转。

平台组织架构是一种决策权的划分体系以及各部门的分工协作体系。

组织架构根据平台运转总目标,将平台管理要素合理配置,确定其活动条件,规定其活动范围,形成相对稳定、科学的管理体系。没有组织架构的平台将是一盘散沙,不合理的组织架构将严重阻碍平台正常运行,甚至导致严重不良事件发生。组织架构合理,可以形成整体力量的汇聚和放大效应。

因此,心理援助热线平台在实际运行中不但需要解决技术上的关键问题,还需要兼顾组织架构和管理上的问题。组织架构应重点设立管理目标:其一,稳中求进,加强顶层设计,建立多维考评模式;其二,继承创新,协同党政管理双线,强化管理体系;其三,改革发展,刺激内生动力,走差异化建设道路。如新冠肺炎疫情期间,全国应对疫情心理援助热线平台是在国家卫健委及省内各行政职能部门直属领导下,由湖南省精神医学中心、中国医学救援协会心理救援分会、中南大学湘雅二医院国家精神心理临床医学研究中心联合运营。

二、平台成员组织架构

以下以"全国应对疫情心理援助热线"平台为例,进行说明。

"全国应对疫情心理援助热线"平台实行领导小组组长负责制。领导小组组长负责审核制定宏观政策,不直接参与管理,在热线平台管理中承担监督者的角色。领导小组下设综合工作组和专家工作组,分别负责热线平台运转的日常事务处理和提供专业技术支持。平台组织架构中最基层的单元是工作小组,分别负责热线接听、后勤保障以及学术研究等具体事务,拟订工作方案,有重大特殊事件逐级上报。

(一)组织架构内成员的职责

领导小组由"全国应对疫情心理援助热线"平台挂靠单位负责人担任。主要职责:①审核热线平台制定的各项规章制度和政策;②审核热线平台提交的疫情相关工作报告,做出是否报告上级行政部门的决策;③保留对热线平台内部上报的所有事务的最终裁定和决策权力;④为热线平台的正常运行提供必要的资金和设备场地支持;⑤确定热线平台长期发展路线和下一步发展计划,监督计划的实施情况。

1. 领导小组

(1)组长:1 名(由热线平台挂靠单位负责人担任)。

(2)副组长:若干名(由热线平台挂靠单位相关职能部门负责人担任)。

2. 综合工作组

(1)组长:1名(由热线平台运营负责人担任)。

(2)副组长:若干名(由热线平台运营职能小组组长担任)。

(3)组员:5~7名。

3. 专家组

(1)组长:1名(由精神心理权威专家担任)。

(2)组员:5~7名(由具有精神心理医师执业资质的专家担任)。

(二) 综合工作组架构

1. 学术督导部　主要负责心理援助热线平台相关工作的资料统计、分析,平台各项制度的制定和论文撰写、课题申报以及团队工作与建设推进的督导等工作。

2. 培训质控部　主要负责各类数据的整理及归档,调查问卷发放、收集整理、录入,负责志愿者信息管理,名单更新,团队培训与考核,以及质量控制工作。

3. 宣传外联部　主要负责热线电话录音、纸质资料整理汇总,与热线工作有关的报道、文章发表,视频、新闻素材等资料整理,以及与外界媒体的对接与沟通工作。

4. 后勤总务部　主要负责热线工作平台的后勤服务、物资管理等。除热线值班外,具体后勤总务部人员分工还包括:①负责志愿者排班及排班调整、发送相关排班信息;②负责热线工作室一切后勤保障及消毒工作,包括志愿者工作期间的物资需要,负责报送加班数据等;③负责热线工作室各种热线线路的维护管理及相关事务、各种制度资料更新和完善等。

第二节　工作制度

心理援助热线工作是指以电话为媒介,通过良好的咨询关系,运用基本的心理咨询方法和技术,帮助来电者澄清问题,解除困惑,挖掘和利用资源,以建设性的方法解决问题,有效满足其需求并促进其成长的过程。心理援助热线工作,不是简单倾听、随意应答、帮来电者出谋划策。专业的心理援助热线机构,必须要有配套的管理制度、专业设备、专业队伍,按照热线咨询的专业要求,向来电者提供规范的心理援助服务。因此,完善的机构管理工作制度对心理援助热线平台的正常运转及有效发挥作用是至关重要的。

一、心理援助热线平台工作制度

1. 在协会及医院直接领导下开展心理援助热线相关工作。

2. 在综合工作组的带领下，实行组长负责制，副组长协助组长开展工作，人员管理、场地建设、学术研究工作统筹兼顾，全面安排。

3. 组织制定心理援助热线平台工作标准及要求，组织实施并督促检查，定期总结上报。特殊情况立刻上报。

4. 认真执行交接班制度，严格执行三级督导原则，杜绝不良事件发生。

5. 每班组织召开一次工作小结，分析特殊案例，当班小组长负责进行朋辈督导。每周召开一次小组长会议，总结周工作并进行持续改进。

6. 志愿者根据资质考核分为三级，并参与对应热线值班工作：初级志愿者，经培训合格可参与热线电话值班；中级志愿者，经培训合格且有相关工作经验可在参与热线值班中担任小组长；高级志愿者，经培训合格参与热线值班，经验丰富有较强的组织管理能力，有心理相关工作经验可成为督导组长。

7. 心理援助热线平台工作制度由工作组统一制定并定期更新。

二、心理援助热线平台资料管理制度

心理援助热线所有资料均涉及保密和信息管理，一切与接入热线电话内容相关的资料，包括录音资料、各种记录资料及相关的数据分析和研究资料均应遵从资料管理制度。对于资料的管理应遵循专人负责、及时整理、完整准确、规范有序的原则。

1. 电话录音资料　保密原则是志愿者最基本的职业道德，除特殊情况外（来电者有自杀或危害社会公共安全时），应严格为来电者保密，不得外泄。工作组定期整理录音资料备份，实行涉密资料管理，因工作或研究需要接触文件资料的，需提前向工作组申请。

2. 各类记录资料　在热线平台管理中所涉及的记录表格和文档，如志愿者信息登记表、来电者信息登记表，热线平台进行志愿者培训或相关业务研讨会等记录资料，每班根据要求按时记录，及时整理归档并妥善保管。

3. 研究资料及相关数据信息资料　在热线平台管理中施行的科研设计资料，数据统计分析相关信息以及研究原始资料，必须专人管理，参照涉密资料管理,定期汇总。

三、志愿者管理制度

(一) 志愿者工作制度

心理援助热线是为需要心理援助的民众免费提供心理咨询服务。接待工作必须符合心理咨询的专业要求,所有志愿者在工作中须遵循以下制度:

1. 以积极饱满的身心状态进入接线工作,不宜过分疲劳,影响接线时的精神状态,严格遵守热线接听要求的规定。

2. 明确工作职责,避免由于角色冲突带来的混乱,影响咨询效果。

3. 接线中注重与来电者建立关系,让尊重、真诚、共情等基本的咨询要素体现在接线过程之中。

4. 接线过程中充分注意倾听和探讨,注意来电者声音中的非言语信息,避免主观臆断。

5. 尊重来电者的自我抉择权,在需要提建议时,应和来电者共同商量,而不是以唯一正确答案的形式出现,避免生硬说教。

6. 应保持敏锐的自我觉察,对自身的情绪、理念、成长经验等在接待来电关系中的移入要保持敏感,防止其可能带来的负面影响。

7. 严格遵守保密原则,不得公开来电者的个人资料,更不得以其作为谈笑资料,不得私自带出或随意引用电话记录资料。

8. 考虑到心理援助热线的限制和志愿者个人综合能力的限制,对不适宜通过热线解决的个案以及个人能力难以解决的个案,应及时转介至精神心理专科。

9. 志愿者必须具备个人成长意识,认真学习有关理论和技巧,积极参与业务研讨会、继续教育培训课程,不断提高自己的专业水平和能力;每月按时接受个案督导,积极接受督导的反馈并记录,制定改进措施。

10. 维护志愿者与来电者之间关系的纯洁性,不得利用接访工作与来电者建立非工作关系,不得收受来电者的礼物和金钱。

(二) 志愿者交接班制度

1. 接班者需提前 15 分钟到岗,着志愿者服装并穿戴整齐与上一班进行交接。组长提前 20 分钟到岗,做好设备调试工作,检查着装,强调工作纪律。上班时间坚守岗位,不私自离岗,在接班者到岗之前,交班者不得离开岗位。

2. 组织当班志愿者自我介绍,填写交班本,签到和签署承诺知情同意书。

3. 熟悉工作环境及工作流程,掌握平台工作内容和任务及突发情况应对方式。值班期间配合工作组全面掌握平台工作进展情况及突发情况和事件的紧急处理。

4. 小组长督促组员在交班前完成本班各项工作,做好各项记录,整理用物,为下一班做好用物准备(工作未处理完不交接;物品数目不对不交接;着装不整齐不交接;工作环境不整齐不交接)。

5. 小组长于下班前15分钟召集组员进行工作小结,内容包括:来访总人数、高危人数、转介人数,特殊情况及处理结果等。

6. 各班工作小结时重点报告特殊来电,组员认真聆听,组长提出改进意见,给予组员技术督导,时间控制在15分钟之内。

7. 小组长填写好交班本及电子版交班日志存档,并与下一班工作人员进行交接。

（三）志愿者培训制度

制定系统的培训模式,如心理咨询的基本理论、理念、热线咨询技巧、特殊来电处理等相关知识的培训。

1. 培训内容　心理援助热线服务宗旨及基本理念、心理咨询基本理论、热线接听技巧、常见求助问题及应对方法与技巧。

2. 培训方式　授课讲解、角色扮演及演练、工作坊,以及学员在督导下参与热线接听及实习接线等。

3. 培训时长　培训的时长设计根据志愿者的具体情况而定。如果志愿者比较缺乏心理咨询专业的相关背景,则加强理论讲解及技巧的练习,培训时间适当延长;如志愿者已具备心理咨询相关专业背景,仅缺乏实践经验,则理论培训时长可适当缩减,加强实操工作坊的训练。

（四）志愿者考核制度

1. 建立准入制度,制定志愿者守则,规范志愿者行为。

2. 每个志愿者上岗前需与平台组织签订协议,明确双方的责权利。

3. 对每个来电进行自我评估及督导评估,及时完善相关记录。

4. 设立志愿者管理个人档案。

5. 建立激励机制　对态度端正,表现突出的志愿者及时进行精神物质激励。

6. 建立劝退制度　对于违反热线平台规定或不再胜任心理援助热线工作的志愿者,由学术督导部门集体讨论决定后劝退。

(五) 志愿者自我成长与自我保健制度

心理援助热线不但能为来电者提供心理援助服务,志愿者在帮助他人的同时,也可以收获自我成长。

心理援助热线工作会对志愿者的成长起到很大的帮助作用。一方面,平台组织的专业培训,可以帮助志愿者增强自身的专业知识及应对能力;另一方面,由于热线援助工作是人对人的工作,志愿者需要直面来电者内心的痛苦、挫折以及人生的困境,并为其提供走出困境的指引,这都会促进志愿者对人生及生命进行深刻地思考,从而获得内心的成长;还有平台组织提供的督导及专业支持、情感支持,都能为志愿者的自我成长提供良好的环境。

在心理援助热线中,来电者往往是在遇到困难时才拨打热线电话,所以志愿者接触的往往是负面情绪,而共情过度则会陷入来电者的负面情绪中,甚至在结束接听后仍难以自拔;心理援助热线并不能解决来电者的所有问题,只能最大限度为来电者提供帮助和寻求可利用的资源,在遇到困难来电无法解决时,志愿者会产生自责等不良心理体验,这些都会影响志愿者的心理健康。因此,志愿者的自我心理保健是非常重要的,平台组织的督导机制可及时为志愿者提供自我成长及自我保健服务,志愿者只有在工作中不断成长,很好地进行专业成长和自我身心保健,才能把热线服务工作持续有效地开展下去。

(六) 志愿者准入制度

1. 具有良好的思想政治素质,品德优良,恪守职业道德。

2. 热爱社会公益事业,自愿从事志愿者服务工作,善于沟通,有团队合作精神和高度的责任心,组织纪律性强。

3. 身体健康,能保证在承诺的时间内正常参加公益服务活动。

4. 具有三级及以上国家心理咨询师职业资格或从事精神心理专科工作 5年以上。

5. 具有精神医学、心理学、危机干预、伦理学等医学方面的专业教育及培训背景。

6. 熟悉心理学相关理论和实践技能。

7. 参与过社会心理危机干预,或具有心理援助、接听心理热线等相关经验者优先。

(七) 志愿者日常管理制度

1. 建立志愿者档案　包括志愿者的基本资料(由志愿者在加入平台时提供)和在平台内的发展资料(包括平台服务时间记录、接听记录、相关文章发表等)。

2. 专人负责排班管理 每周末公布下一周的排班,志愿者可提前预约申请值班时间。

3. 志愿者人力资源管理 实行进阶考核制度,充分发挥志愿者才能,激发志愿者的主人翁意识,发挥志愿者的主观能动性。

四、心理援助热线平台消防安全制度

1. 维护好工作室的仪器设备,保持工作环境整洁有序,严禁携带易燃易爆危险物品进入工作室,严禁吸烟,不得将工作室设备外借。

2. 严禁非工作人员进入工作室,参观或者业务联系等事宜须由综合工作组批准后方可进入。

3. 心理援助热线平台系统只为平台所用,禁止在工作室电脑上进行其他操作,以免影响平台系统的运行和数据的保存。

4. 平台各种设备由专人管理,定期进行检测与维修。

5. 工作人员要坚守岗位,注意各种设备的运行情况,如发现异常或出现故障及时上报设备管理人员。

6. 禁止使用与平台工作无关的电器,如发现有违反者,将予以罚款。如因私自使用电器所引起的一切不良后果,均由使用者负责。

7. 灭火器置于固定位置,所有工作人员均能正确使用。

8. 不得将有安全隐患的物品存放于工作室内。

五、心理援助热线平台消毒隔离制度

1. 设置消毒隔离登记表,专人登记、记录完整、与实际相符。

2. 每日询问值班人员流行病学史,是否有高危人群接触史,是否有发热、乏力、咳嗽等异常情况。每日测量体温进行监测排查。询问并督查保洁员／工作人员洗手流程。

3. 房间地面每天用含氯消毒液定时消毒 2 次并记录。物品表面用浓度为 500mg/L 的含氯消毒液擦拭消毒,污染物品用浓度为 1 000mg/L 的含氯消毒液擦拭消毒。消毒时间分别为上午 7 :00—8 :00,下午 14 :00—15 :00。

4. 桌面、电脑、电话等每天用 75% 乙醇擦拭消毒 2 次并记录。消毒时间为上午 7 :00—8 :00,下午 14 :00—15 :00。

5. 房间每天通风 2~3 次,每次 30 分钟。

6. 乙醇、免洗手消毒液等标明开瓶时间,在规定时间内使用。

7. 严格执行垃圾分类。医疗废物(使用过的口罩)处理箱清洁整齐,容量不超过要求,未出现生活垃圾与医疗垃圾混放。

8. 定期督查消毒隔离制度落实情况,发现问题有记录、有分析、有整改。

第三节　工 作 职 责

一、综合工作组职责

(一) 学术督导部工作职责

1. 制订针对心理援助热线平台志愿者的评估工具,评估志愿者的岗位胜任力,为培训考核志愿者提供基础。

2. 制订针对平台来电者的心理评估工具,完善心理援助平台评估和处理流程,做到标准化和规范化。

3. 制订心理援助热线平台的伦理规范和工作原则。

4. 定期组织志愿者骨干的朋辈督导和上级督导,开展小组讨论和心理沙龙,关注志愿者的心理健康。

5. 收集整理平台的资料和数据,进行统计分析、论文撰写、课题申报相关工作。

6. 按照培训质控部制订的计划,协助开展各项培训和质量控制工作,提高志愿者的岗位胜任力。

(二) 培训质控部工作职责

1. 严格按照心理援助热线平台的工作规范、质量改进与督导制度,履行质量监督职责。

2. 负责建立心理援助热线平台志愿者个人档案,收集汇总志愿者信息(姓名、单位、职务或职称、联系电话),分类整理并存档。

3. 统计志愿者培训需求调查问卷的数据,根据志愿者的需求,制订详细的培训计划。

4. 协助维护心理援助热线平台的管理及正常运行,根据需要整理、修订、更新各项相关培训资料,包括管理制度、工作流程、各岗位职责等。

5. 将整理好的各项资料编辑成培训手册,按计划落实培训项目。

6. 制订考核标准与计划,定期组织志愿者进行考核,对考核情况及时总结反馈并存档。

7. 按照《心理援助热线平台咨询技能评定表》对志愿者进行评定,定期反馈并存档。

8. 每周汇总问题与建议,收集有关提高心理援助平台管理与培训质量的合理化建议,及时反馈并制订改进措施。

9. 制订培训与考核的奖惩机制,对优秀志愿者予以奖励,不合格志愿者予以淘汰。

10. 每月组织一次核心成员会议,对心理援助热线平台的发展进行反馈总结。

(三)宣传外联部工作职责

1. 策划并收集新闻素材定时推送。与各发表平台保持紧密联系,沟通细节,讨论宣传稿件需要的不同表现形式。

2. 负责收集整理、审核值班工作日记及工作照。

3. 负责将宣传稿件推送到面向大众的新闻媒体平台。

4. 及时跟进稿件在各平台发表的进度,将在各平台发表的文章和汇报及时推送至工作群。

5. 负责相关书籍撰写及视频拍摄。

6. 收集整理宣传资料,包括音频、视频、新闻稿、专栏日记等,做成索引。

(四)后勤总务部工作职责

1. 负责所有机器的维护和调试,确保各设备(如电脑、电话、显示屏)正常运转。设备出现问题应及时与相关部门联系并处理。

2. 督促保洁员做好办公场所的消毒和日常卫生工作,负责落实到位和监督管理,并进行登记。

3. 负责办公物资和生活物资的管理,拟定物品基数清单,按需定期报送计划(如电脑、A4 纸张、电话机、打印机等)。

4. 密切关注值班人员合理的生活需求,并及时反馈和改进。

5. 落实心理援助热线平台的消防安全制度等。

二、志愿者工作职责

1. 当班志愿者提前 15 分钟到岗,调试设备,签署承诺知情同意书,做好准备。因故需请假者,提前一天报告。

2. 志愿者上班期间均戴口罩,不得做与热线服务无关的事情,不得擅自离岗,不得接私人电话,手机须调为静音或振动模式。错开时间就餐,保证心理援助热线平台有人值守。

3. 严格遵守保密原则,妥善保存咨询记录和录音文件,不得泄密和遗失。除督导和业务研讨会外,不得向外界透露来电者的信息;研究和发表论文等需引用资料时必须经热线主管批准并存档备查,同时要对来电内容作保密处理。

4. 志愿者在每次电话结束后必须按要求正确、完整填写热线相关记录单。

5. 志愿者不得与来电者建立任何非工作关系,不向来电者透露个人及其他工作人员的私人信息或联系方式,未经许可不得在其他场合与来电者见面,保证工作人员的安全。

6. 热线咨询中遇到自杀、有伤人倾向等危机事件,要及时进行危机干预;如来电者有明确的自伤或伤人计划,应及时向热线管理人员报告,必要时报警寻求公安部门帮助。

7. 接线咨询中遇到超出热线服务范围,或感到自己无法完成咨询时,应及时进行转介。

8. 志愿者必须具备个人成长意识,认真学习有关理论和技巧,积极参与业务研讨会、继续教育培训课程,不断提高自己的专业水平和能力;每月按时接受个案督导,积极接受督导的反馈,并制订改进措施。

三、志愿者组长工作职责

在完成志愿者热线接听工作职责的基础上,还有以下工作职责:

1. 根据排班提前 20 分钟到达值班室,熟悉场地及设备使用状态。

2. 提前与上一班组长电话交接重要内容,并做好物品及钥匙交接。

3. 负责召集本组成员上岗,在工作过程中遇到问题及时组织讨论,无法解决的问题及时上报,寻求督导。

4. 晚班组长下班前绑定热线电话,确保呼叫转移能成功接收。检查所有的设备是否关闭、所有电源是否关闭,确保消防安全。

5. 每班由组长书写本班工作小结,与下一班组长进行交接。

四、心理援助热线平台督导人员职责

1. 保障职责　负责处理志愿者转介的高危来电和困难来电,密切关注平台运行情况,针对平台长期发展及时提出切实可行的意见、建议,保证平台的健康发展。

2. 教育职责 对平台相关工作进行指导;对志愿者的专业知识、咨询技能等方面进行专业培训,提高志愿者的业务能力。

3. 督导职责 维护志愿者身心健康,保证平台服务质量,督导人员应定期为志愿者提供个体或团体督导,解答志愿者的疑难问题,促进其自我成长。

4. 考核职责 配合平台综合工作组对志愿者进行招募、选拔、考核等,定期对其工作进行评价。

第四节 工 作 流 程

严谨规范的工作流程是维持热线平台持续运营的有力保障,志愿者在接听热线过程中遵照流程操作,能够有效地应对突发事件,减少不良事件发生,让来电者体验专业的心理服务。

一、心理援助热线接听流程

志愿者在热线接听工作中,通常需要按照热线接听流程来操作,这样既可以减少其在热线接听中的紧张感,同时也让整个接听过程更流程化,让志愿者更顺利清晰地帮助来电者解决问题。

(一)了解问题

1. 统一问候语 热线电话响过两声,志愿者按下接听键,说出统一问候语,如:"您好! 这里是全国应对疫情心理援助热线平台,请问有什么可以帮您?",注意语气平稳、柔和,语速均匀,吐字清晰。

2. 了解具体情况 通过与来电者的交流,志愿者要有目的地收集资料,了解来电者主要的困扰是什么,当下的环境是否安全,是不是伴有躯体症状(要与躯体疾病区分),来电者目前有哪些可以利用的社会资源。若来电者未主动提及,志愿者可以适时提问。

(二)建立关系

良好的咨询关系是有效咨询的保障。志愿者应采取真诚、接纳的态度,主动回应,切不可轻视或无视来电者的困惑。尊重来电者,及时给予反馈,让来电者知道志愿者在认真地听。不可指责来电者或对来电者进行道德教育。运用共情技巧,比如"我很理解您,虽然您很焦虑,但是疫情期间不能出门"。

(三) 抚慰情绪

1. 认真倾听与陪伴　来电者在诉说自己困惑的时候,最期待的就是有人听他说,所以认真倾听是最主要的技巧。对来电者来说,志愿者的倾听让他更信任,觉得有人理解他;对志愿者来说,认真倾听才可以更好地理解来电者,更全面地收集来电者的信息资料。很多来电者在诉说中会有情绪的流露,有的很焦虑,有的甚至哭泣。这时志愿者可以给予安抚,比如"不着急,您慢慢说,我在听""我在陪着您"等。

2. 描述当下的基线行为　即大众状态。如"在这样的疫情下,很多来电者都跟您一样有这样的焦虑情绪",让来电者意识到存在着与他情况类似的人,让他能够接纳自己的情绪。

3. 及时反馈情绪　在来电者表露的情绪与其诉说不一致时,应当提出疑问,比如"您说您这几天已经不为疫情的事焦虑了,但我听出您在说到疫情时还是有焦虑情绪"。当来电者自己没察觉其情绪上的异常时,就需要志愿者反馈给来电者。

(四) 分析策略

将与来电者交流过程中收集到的信息进行分析和整合。鉴别躯体问题与心理问题,如果来电者问题太多,明确首先需要解决的问题,从满足最基本的需求开始。

心理援助热线的原则是助人自助,志愿者不是教来电者怎么做,而是引导与启发来电者自己思考,让来电者感到他被理解的同时,自己找到问题症结,明白自己该怎么做,该不该做,比如"您当下能做些什么呢";也可以帮助来电者寻找曾经战胜这一问题的有效方法,比如"您以前遇到很大的压力时,是怎么帮助自己减压的呢";对于有些来电者,自己找不到解决办法,那么志愿者可以采取询问的方式间接建议,比如"有些人失眠的时候会……,您觉得这方法对您有效吗"等等。尊重来电者,提升来电者自己解决问题的能力。

(五) 结束来电

来电者和志愿者都可以对来电进行总结。志愿者在总结来电时要积极暗示来电者,给予正性鼓励。告知来电者"下次如果有需要,您还可以继续拨打我们的热线",给来电者继续求助的安全感。

二、特殊来电处理流程

1. 心理援助热线高危来电干预流程见图 2-1。

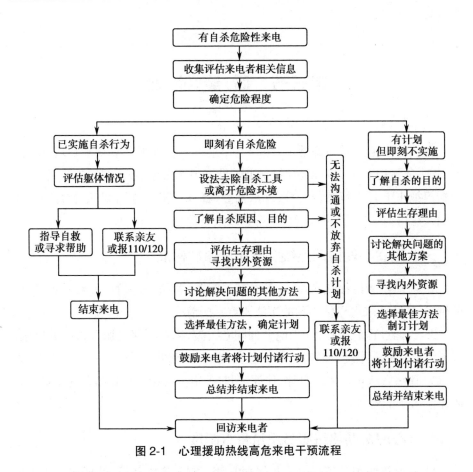

图 2-1 心理援助热线高危来电干预流程

2. 心理援助热线紧急事件上报流程　遇有紧急事件,10 分钟内口头逐级上报。紧急事件包括来电者有危害公共安全言语,并有详细计划;危害他人人身安全或财产安全;来电者已经或将要实施自杀自伤行为,见图 2-2。

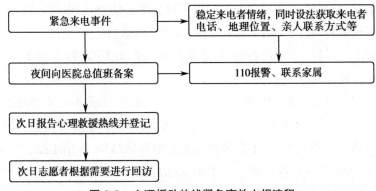

图 2-2 心理援助热线紧急事件上报流程

第五节 质 量 控 制

在领导小组的整体部署下,综合工作组下设心理援助热线平台培训质控部,其中质量控制工作职责包括:制定质量控制评估标准,组织实施质量督查,包括模拟来电者进行案例考核,现场抽查,督查日报工作制度,记录督查中的问题并在培训中进行分析整改,制定整改策略等。

一、建立心理援助热线服务质量评估标准

1. 对志愿者的接线态度、交流技巧、接线过程进行评价。针对常见来电、危机来电、特殊来电评估干预的实施要点掌握情况。

2. 咨询过程的流畅性,来电者的问题类型、来电者接受服务过程的反应、服务结束时的满意度(如:对志愿者态度、服务有效性的评价)。

3. 评估方法可以采取自评、他评、即时评定和定期抽查相结合的方式。具体评估标准见表 2-1。

二、心理援助热线服务质量督查制度

1. 规范热线服务资料的采集保存制度 制定来电登记、处理记录及评估表格,明确保存期限,建立志愿者交接班记录,热线服务的文字登记和录音资料需要遵循保密、及时、完整的基本原则。

2. 督导员定期对热线服务登记资料进行抽查,依据服务质量评估标准,进行质量检查,并提出改进意见。可以采取盲法评估,也可以与志愿者一起复习业务登记资料,共同评估平台服务的合理性、有效性。

3. 通过质量检查发现的问题,采取有针对性的教育,将有助于保证和提高平台服务质量。

4. 设立定期总结评估制度 每周汇总分析热线服务人次、高危来电人次、困难来电人次、来电人基本信息、咨询问题类型、满意度等数据,评估热线服务质量和社会影响水平;汇总分析志愿者的评估结果,评估志愿者的工作状态;汇总分析来电者中高危自杀发生率、成功救助率、疾病缓解率、转诊率等相关数据,评估热线服务功能的发展方向。

表 2-1 心理援助热线平台服务质量评估标准

志愿者：　　　　　来电者身份：　　　　　咨询问题类型：

质量标准的要求		评分等级				
		5	4	3	2	1
接待态度	1. 热情真诚，助人自助					
	2. 尊重来电者，平等对待，不以"专家"自居					
	3. 以探索来电者资源为取向					
	4. 无条件接纳					
咨询过程	5. 问候语标准且专业					
	6. 语速合适，语调语气温和					
	7. 建立初始关系，取得来电者信任					
	8. 给予支持，稳定来电者情绪					
	9. 整体评估来电者问题，发现高危因素					
	10. 和来电者协同探索，发现资源					
	11. 增强信心，引导来电者寻找解决问题策略					
	12. 总结收获，灌注希望，结束来电					
咨询技巧	13. 共情式倾听，多听少说，鼓励表达					
	14. 内容反应与表达，澄清/重复/提问技术					
	15. 情感反应与表达，稳定化技术					
	16. 正常化技术					
	17. 赋权，影响性技术					
结果反馈	18. 来电者对接受服务过程的评价					
	19. 来电者对服务有效性的评价					
	20. 来电者在服务结束后的满意度评价					
得分						

综合评价
□优秀(90~100 分)
□良好(80~89 分)
□一般(70~79 分)
□较差(60~69 分)
□不及格(低于 60 分)

　　　　　　　　　　　　　　　　考核者：

三、心理援助热线服务质量控制指标

1. 满意度　每次来访结束后,来电者对本次心理援助热线服务的满意度进行评价,分为 3 个层次:满意、一般、不满意。

2. 统计高危来电占比、高危自杀发生率。

3. 统计成功救助率。

4. 平台服务质量评分　制订心理援助热线服务质量随访评估问卷,包括 3 个维度:①热线服务质量;②评估热线干预方法对来电者的积极影响;③热线干预效果评估。

(1)热线服务质量评估:共 7 个条目(表 2-2),1~5 级评分(条目 1 "非常糟糕"到"非常好",条目 2 "完全无帮助"到"完全满足需求",条目 3、4 和 7 均为"非常不满意"到"非常满意",条目 5 "完全不理解"到"完全理解",条目 6 "完全没能力"到"非常有能力"),得分越高,表示服务质量越好。

(2)热线干预方法对来电者的积极影响:共 6 个条目(表 2-3),以是否回答,分别计 1 分和 2 分。

(3)热线干预效果评估:对来电者的情绪改善情况进行评估,共 3 个条目(表 2-4),从"恶化"到"好转"分级评 1~3 分。

(4)其他条目:了解来电者为什么没去转介机构寻求帮助及其认为热线对其提供的哪些帮助有效。

表 2-2　热线服务质量评估表

条　目	1分	2分	3分	4分	5分
1. 对热线服务的总体印象					
2. 满足来电者需求程度					
3. 对接线员态度的满意程度					
4. 对通话时间的满意程度					
5. 对来电者及其问题的理解程度					
6. 接线员做热线工作的能力					
7. 对转介机构服务的满意度					

表 2-3　热线干预方法对来电者的积极影响评估表

条　目	是	否
1. 是否改变了对问题的思考方式,看到了更多的选择		
2. 拨打热线后是否做了对生活有积极影响的改变		
3. 拨打热线后是否用过其他资源寻求帮助		
4. 再遇到问题是否还会拨打本热线寻求帮助		
5. 是否会将热线推荐给有需要的朋友		
6. 是否去了当时接线员转介的机构		

表 2-4　来电者情绪改善评估表

条　目	恶化	无变化	好转
1. 通完电话后即刻情绪变化			
2. 随访时情绪状况变化			
3. 随访时总体状况变化			

(5)为了跟踪来电者心理辅导的后期实际效果,对来电者进行有效的回访至关重要。心理援助热线系统的回访,根据来电的高危程度分为高危来电随访和普通来电随访。

1)高危来电随访:安排 3 次,即来电后 24 小时、1 周和 1 个月随访。

2)普通来电随访:常规回访 1 次。

四、心理援助热线服务质量控制计划

1. 每天由组长对志愿者完成至少 1 次质量控制,并在下班时小组讨论,总结存在的问题并记录,提出初步整改意见。

2. 每周督导员或督导师随机抽查 5 个热线来访录音,对热线服务质量进行评价,汇总存在的问题。

3. 每周召开一次质量控制会议,汇总分析本周热线服务数据,讨论热线服务中存在的问题,提出整改措施。

4. 利用 PDCA 持续改进平台服务质量。PDCA 循环是美国质量管理专家休哈特博士首先提出的,由戴明采纳、宣传,获得普及,所以又称戴明环。PDCA 循环的含义是将质量管理分为 4 个阶段,即计划(Plan)、执行(Do)、检查

（Check）和处理（Action）。在质量管理活动中，要求把各项工作按照作出计划、计划实施、检查实施效果，然后将成功的纳入标准，不成功的留待下一循环去解决。见表 2-5。

表 2-5　PDCA 质控持续改进表

项目	质控内容
上周问题	上周问题是否改进：□是；□否 残留待改进问题：
本周主要存在问题	本周平台服务质量评分最低分： 最高分： 平均分： 不合格数最多的条目是： 非常满意占比： 满意占比： 不满意度占比：
原因分析与改进措施	考核日期： 考核者：

五、建立标准化来电者制度

标准化来电者在心理援助热线质量控制的运用中有必然的优势，不论是对志愿者的培训，还是整个心理援助热线平台的发展都有着重要的意义。

1. 标准化来电者的概念　标准化来电者又称模拟来电者，指从事非心理专业类工作的正常人或轻症来电者经过标准化、系统化培训后，能准确地表现来电者的心理问题，用于心理学学生或心理学初学者的培训与考核。具有来电者、评估者、指导者三种角色功能。

2. 标准化来电者对心理援助热线平台的意义

（1）来电者角色的意义：在一定程度上解决了志愿者培训中资源不足的问题，每个志愿者都可以面对同样的来电者和心理问题，提高其专业能力。标准化来电者不涉及伦理道德方面的问题，志愿者可以更专注于能力的培养。标准化来电者更接近于实际案例,让志愿者学习兴趣更高。

(2)评估者角色的意义:标准化来电者可作为评估者对志愿者作出反馈,客观地找出差距,给予针对性的指导。

(3)指导者角色的意义:在心理援助热线工作过程中,标准化来电者可对志愿者遗漏部分或不恰当的方式予以指导。

3. 标准化来电者制度的建立

(1)编制标准化来电者案例培训脚本,制定评分项目。

(2)成立标准化来电者导师团队,并对导师进行培训。

(3)制定标准和要求,招募标准化来电者。

(4)对标准化来电者进行培训、考核,并颁发聘任证书。

第六节　督　导　机　制

一、心理援助热线平台督导工作的具体目标

1. 提升志愿者的专业水平　包括专业理论、技巧和方法的熟练掌握运用,来电个案问题的分析和解决能力,促进志愿者的专业发展,确保来电者的健康利益。

2. 促进志愿者的个人成长　包括提高志愿者对自我的觉察或敏感度,检查个人在心理援助热线过程中所呈现的优缺点,了解个人化的困扰如何影响心理援助的过程。

3. 帮助志愿者的专业认同　包括帮助志愿者充分认识自己的专业角色,设定清晰的职业行为边界,遵守职业伦理规则,提高服务质量等。

二、心理援助热线平台督导人员的基本要求

1. 具有精神医学、心理学、危机干预、伦理学等方面的专业教育及培训背景,或具有国家注册心理咨询(治疗)督导师资格。

2. 有丰富的理论和实操工作经验。

3. 有教学的意愿和热情,有教学能力。

4. 有健全的人格和进取的人生态度。

5. 熟悉心理援助热线平台工作。

三、心理援助热线平台督导人员梯队

1. 一级督导员　具备担任心理援助热线高级组长要求的能力和素质,对志愿者进行培训和指导,定期开展个案讨论和朋辈督导。

2. 二级督导师　由具备精神医学或心理学专业背景、中级及以上职称的医师或心理治疗师担任,指导志愿者的工作。

3. 三级督导专家　由具备精神医学或心理学背景、高级职称的资深专家担任,对心理援助热线平台的开展和管理工作进行指导,对督导师的工作进行指导。

四、心理援助热线平台督导人员工作内容

1. 开展案例讨论和朋辈督导　一级督导员每周为志愿者提供至少 1 次个体或团体督导,解答疑难问题,帮助其自我成长。

2. 举办专题培训　每月举办 1~2 次面向全体志愿者的专题培训,二级督导师将自己的知识和经验与其分享,提高其知识和技能。

3. 安排个案督导　二级督导师每月安排 2~3 次面向个体或群体志愿者的个案督导,对困难来电进行分析和指导。

4. 咨询关系分析　分析和检验咨询关系是否有违规情况,志愿者是否做到共情,来电者是否发生移情等。

5. 每月召开督导工作会议　针对平台的长期发展及时提出切实可行的意见建议,保证平台的健康发展。

6. 二级督导师参与值班和答疑工作,为志愿者提供技术支持,为志愿者转介过来的来电个案提供心理援助服务(一般为困难或高危来电)。

7. 三级督导专家不参与一线值班,实行二线轮班制,主要提供紧急心理援助和心理危机干预服务。定期为一、二级督导人员开展心理督导服务。

第三章

心理援助热线平台团队建设

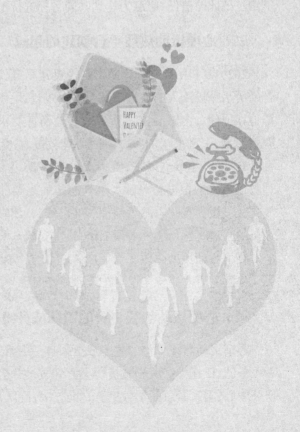

第一节 团队创建过程

一、团队的概念

团队是指由两个或两个以上相互依赖的个体,为了特定目标,根据一定规则结合在一起的组织。团队的特点是以目标为导向,以团结协作为基础,制定共同的标准和规范,个体成员之间能形成技能上的互补。团队建设是指在组织团队中有意识地开发有效的工作小组,每一个小组通过自我管理的形式负责一个完整的工作过程或其中的一部分工作。在团队建设过程中,团队成员能增进彼此的信任,愿意为达到共同目标进行不断地探索与改进。

二、心理援助热线平台创建的起源

2020 年 1 月新型冠状病毒肺炎迅速蔓延,不仅仅是个体,整个社会人群,都经历了一场巨大的心理震荡。面对疫情,除了积极防控之外,心理疏导也同样迫在眉睫。为减轻疫情所致的心理伤害及压力,做到及早预防、及时疏导、有效干预,中南大学湘雅二医院心理救援志愿者服务队迅速集结。志愿者服务队自 2008 年成立以来,曾多次参与地震、火灾等一系列突发事件的应急心理救援工作。根据新冠肺炎疫情防控的需要,队伍分编成"援鄂支队"和"热线支队",援鄂支队志愿者前往湖北前线,开展针对一线患者及家属、一线医务人员的心理疏导和危机干预工作;热线支队志愿者则迅速组建并投身于"全国应对疫情心理援助热线平台"工作,开辟了"不穿防护服的特殊战线",为广大民众提供电话语音与互联网在线心理咨询服务。

三、心理援助热线平台的团队成员组成

心理援助热线平台的主要成员来自于中南大学湘雅二医院心理救援志愿者服务队,依托中国医学救援协会心理救援分会、国家精神心理疾病临床医学研究中心、国家紧急医学救援队(湘雅二医院队)心理救援分队等官方机构,组

织精神卫生、心理学专业工作者以及具备临床医疗工作背景的社会心理服务社工、志愿者等成员构成。为确保心理援助热线平台提供长期稳定的热线服务,在平台运行过程中逐步制订完善了一套行之有效的规章制度,以确保平台队伍平稳运行。

第二节　平台运营管理

为保障心理援助热线平台持续运营,平台设立了组织管理体系,有效地从服务内容、服务模式、成员招募培训以及考核等方面进行持续改进。

一、心理援助热线平台制度建设

心理援助热线平台构建之初,规范组织架构,建章立制,制订岗位职责,规范操作流程。在认真总结、分析国家精神心理疾病临床医学研究中心近几年管理经验的基础上,对原有的工作制度进行了补充、删减和修正,更加符合心理援助热线平台团队管理的需要。制度细则详见本书第二章第二节和第三节。

二、心理援助热线平台服务内容

志愿者服务以风险、友爱、互助、进步的精神为指导,以齐心、同心、稳心、暖心和信心的"五心"服务为理念,围绕急时应急、平急结合、平时服务的宗旨,积极推动构建中国灾难心理救援体系、建立中国灾难心理救援标准与应急救援标准及应急预案、加强公众精神心理健康教育和推进心理救援科学普及,做好突发公共事件心理救援的能力储备。

三、心理援助热线平台服务模式

心理援助热线平台始终坚持严格的团队管理制度,制订了准入制度和劝退制度,做到时时有督导,事事有回音。参照医疗机构管理模式,实行三级值班制度,规范志愿者分层管理,并建立每日工作反馈机制。一线值班者为心理援助热线初级志愿者;一线值班组长为精神心理专科医护人员为主的中级志愿者,负责指导以及接入一线转介的疑难急重案例;二线咨询班为精神医学专家团队,给初、中级值班志愿者提供学术指导和心理支持,以保证科学、专业的心理援助和心理危机干预服务质量。

四、志愿者培训

心理援助热线平台为保证志愿者队伍的稳定应定期招募志愿者,同时针对所有加入心理援助热线的志愿者开展同质化培训与考核。志愿者培训级别分为初级、中级和高级,其中中级志愿者必须完成初级志愿者培训内容方可晋级,高级志愿者必须完成初、中级志愿者培训的全部内容方可晋级。

1. 初步评估　平台的志愿者为来自于精神科、心理专科的医生和护士、其他临床科室的医护工作人员、医学院校在读学生及社会志愿者等,因其接受的心理咨询培训情况不一,专业水平参差不齐,可能导致心理热线服务效果存在明显差异。通过问卷调查形式,对新招募的志愿者进行初步岗前评估,进行同质化的分层培训和管理。

2. 专业培训

(1)培训内容:平台聘请专业教师组成培训团队,针对不同层次的志愿者制订相应培训课程。具体培训课程见表3-1。

表 3-1　全国应对疫情心理援助热线平台志愿者培训计划表

项目	编号	授课内容	授课形式	授课对象	课程性质
理论	1	传统文化	线上授课	初级志愿者	必修
	2	精准识别	线上授课	初级志愿者	必修
	3	心灵调适	线上授课	初级志愿者	必修
	4	榜样力量	线上授课	初级志愿者	必修
	5	新冠肺炎医学与心理相关知识	科普读物自学	初级志愿者	必修
理论	1	应激识别	线上授课	中级志愿者	必修
	2	心理热线接听技巧	线上授课	中级志愿者	必修
	3	心理危机干预ABC	线上授课	中级志愿者	必修
	4	心理咨询基础技术与临床心理评估	线上授课	中级志愿者	必修
	5	心理热线伦理规范与常见问题	线上授课	中级志愿者	必修
	6	心理援助热线志愿者工作简明地图	视频链接自学	中级志愿者	选修

续表

项目		编号	授课内容	授课形式	授课对象	课程性质
进阶培训	实操	1	心理热线工作制度与流程	现场培训	中级志愿者	必修
		2	常见来电情景模拟	现场培训	中级志愿者	必修
	理论	1	自杀来电风险评估与干预	线上授课	高级志愿组长	必修
		2	心理热线中困难来电的处理	线上授课	高级志愿组长	必修
		3	心理咨询高级技术	线上授课	高级志愿组长	必修
		4	丧失与哀伤来电处理	线上授课	高级志愿组长	必修
		5	热线特殊问题的咨询技巧	线上授课	高级志愿组长	选修
		6	心理援助热线志愿者培训系列视频	视频链接自学	高级志愿组长	选修
	实操	1	心理热线困难来电案例模拟	现场培训	高级志愿组长	选修
		2	心理热线危机干预来电督导	小组讨论	高级志愿组长	选修
		1	问卷考核			
		1	问卷考核、现场实操考核			

注:科普读物包括《新型冠状病毒肺炎大众防护与心理疏导》《新型冠状病毒感染的肺炎心理防护知识问答》等。

(2)培训方式

1)志愿者入门培训:通过志愿者培训,充分贯彻传统文化与精神传承;树立团队文化,提高志愿者认知水平、工作能力和主观能动性;掌握新冠肺炎医学与心理相关知识,更好为患者、居家隔离者及广大群众提供专业指导。内容包括5个方面:传统文化、精准识别、心灵调适、榜样力量、新冠肺炎医学与心理相关知识。因新冠肺炎疫情期间不能进行大规模人员聚集,为了方便外地志愿者的学习,培训通过线上学习和科普读物自学两种方式进行。

2)基础培训:重点了解平台工作的各项规章制度,便于在工作中约束自我行为,做一名合格的志愿者;了解心理援助热线的基本概念、定位、功能、特点及限制,以便于志愿者在接线工作中能最大限度地为来电者服务。培训心理援助热线接听技巧及常见问题的处理方法。如在接线过程中如何处理高危来电、困难来电、反复来电、骚扰来电、沉默来电等;熟练掌握平台接线流程,统一热线起始语;工作时段内数据的储存和统计;如何保证接线质量等。

3)见习:参与理论培训并考核合格者(考核表见表 3-2),签署《心理援助热线志愿者承诺知情同意书》后方可参与见习。进行来电情景模拟或热线工作室见习,了解志愿者如何完成一天的工作,如何认真接听每一通来电,心理援助热线的工作流程及接听流程等。

4)实习:正式进入工作的 2 个月内为实习阶段,采取"以老带新"的模式,由资深志愿者指导实习志愿者接听来电。

5)进阶培训:目的是掌握特殊来电的处理方法;掌握丧失与哀伤来电的处理原则;掌握自杀来电的风险评估与干预原则;掌握热线危机干预来电督导。

通过有目的、有计划、有模式的培养与发展,带给志愿者对团队价值本身的认同,从而产生归属感与满足感。尤其是做好志愿者的接听热线技巧培训,接听规范包含语言、坐姿、工作职责等培训,使其对志愿者工作更加有信心,使其在短时间内具备处理心理应激问题的能力,能够识别常见的精神心理疾病,具有良好的职业操守。

3. 考核

(1)考核流程:志愿者考核分为理论考核与技能考核,详见图 3-1。理论考核采取问卷考评的形式,满分 100 分,80 分为合格。理论合格后方可参与实操培训。理论不合格者可以复训,重新考核。实操考核由热线督导人员执行,根

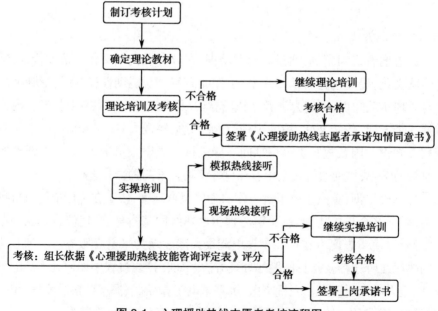

图 3-1　心理援助热线志愿者考核流程图

据分层选择不同案例进行考核。参加基础培训的学员进行常见来电情景模拟考核,进阶培训的学员技能考核分为模拟热线应急事件处理和现场热线应急事件处理两部分。最后再次进行理论考核。

(2)心理援助热线志愿者技能考核评分标准见表3-2。

表3-2　心理援助热线志愿者技能考核评分标准

心理援助热线咨询技能评定表						
评分内容	评分条目	不合格(1分)	一般(2分)	合格(3分)	良好(4分)	优秀(5分)
咨询过程	初始关系建立					
	情绪舒缓					
	聚焦					
	评估					
	解决问题过渡					
	解决问题					
	总结					
	结束来电					
咨询态度	语音语调					
	尊重					
	真诚					
	支持					
	接纳					
交流技巧	倾听					
	共情					
	提问					
	情感确认及反馈					
	正常化					
	授权					
	交流中避免出现的问题					

注:用1~5分计分(分别代表不合格、一般、合格、良好、优秀),得分越高质量越好。由热线的督导人员根据计分标准对志愿者的通话录音,逐项评分。同一维度下每个条目得分之和为该维度总分,所有条目得分之和为评定表总分,60分及以上为合格。

4. 志愿者注册登记　以新冠肺炎疫情期间为例，由于突发公共事件导致志愿者需求量急剧增加，平台通过广泛招募志愿者，经培训后能迅速胜任特殊情况下的热线平台工作。所有志愿者均通过"中南大学湘雅二医院志愿者"信息管理平台申请志愿者资质，根据每天服务时长累积服务时间，优化志愿者排班，提供志愿者福利。具体措施详见本章第三节。

五、服务管理

志愿者团队为推进工作的持续开展，确保服务质量，落实各项具体工作，特设立学术督导部及培训质控部。学术督导部主要负责心理援助热线平台相关工作的资料统计、分析，平台各项制度制定和论文撰写、课题申报以及团队督导等工作；培训质控制部主要负责志愿者资料整理及归档，进行团队成员培训与考核，以及质量控制工作。

六、后勤保障

志愿者团队设立后勤总务部，主要负责场地维护，机器设备调试，确保设备正常运转，做好办公场所的消毒和日常卫生工作，负责落实到位和监督管理，并进行登记。落实办公物资和生活物资的管理，拟定物品基数清单，按需报送计划，密切关注志愿者合理的生活需求，及时反馈及改进，落实办公场所的安全管理制度等。

七、宣传推广

志愿者团队设立宣传外联部，主要负责策划并收集新闻素材，与各专业平台保持紧密联系；负责收集整理、审核值班工作日记，将各平台发表的文章及汇报信息及时推送至工作群；负责相关书籍及视频拍摄，整理汇总所有心理相关的科普宣传资料。

第三节　团队激励

人的行为由其意愿所驱动。志愿者来自不同部门，参加志愿活动的目的及诉求也各有不同。激励是管理心理学的核心，只有依靠各种激励措施与手段,激发志愿者的激情,同时对志愿者的志愿服务行为进行监督与约束,这样才能发挥志愿者的最大潜能,最大程度调动志愿者的工作积极性,进一步提高志愿服务的质量。

一、分级培训制度

平台通过分级培训制度,使志愿者有不断提升的空间和自我成长实现的过程,从而最大限度地调动志愿者的学习兴趣和主观能动性。

二、星级认证制度

为了进一步完善志愿者管理,推动心理援助热线平台服务工作规范化、特色化、长效化,热线平台采取积分制管理。根据志愿者的志愿服务时长,结合服务考核结果,对志愿者采取星级认证制度,认证后颁发星级志愿者服务卡并获得对应奖励。这样可以有效地提高志愿者队伍的凝聚力,增加志愿服务的积极性、主动性及创造性。具体实施方法如下:

1. 参加志愿服务时间一年内应累计达到 20 小时。低于 20 小时给予一个月时间察看,无法补足 20 小时的及时劝退。

2. 参加志愿服务时间一年内累计达到 50 小时的,认定为"一星志愿者"。

3. 参加志愿服务时间一年内累计达到 100 小时的,认定为"二星志愿者"。

4. 参加志愿服务时间一年内累计达到 150 小时的,认定为"三星志愿者"。

5. 参加志愿服务时间一年内累计达到 200 小时或总服务时间累计达到 600 小时,认定为"四星志愿者"。

6. 参加志愿服务时间一年内累计达到 300 小时或总服务时间累计达到 1 000 小时,认定为"五星志愿者"。

三、学分奖励制度

医学院校在读研究生凭志愿服务时间计入《社会实践》课程学分。鼓励将志愿服务记录作为职工职称评定、其他各项评奖评优的参考指标。

四、心理健康管理师聘任制度

为稳定志愿者队伍,凸显志愿者的专业优势,平台设立心理健康管理师岗位,对符合条件的志愿者进行聘任。

1. 基本要求

(1)具有良好的思想政治素质,品德优良,恪守职业道德。

(2)热爱社会公益事业,自愿从事志愿服务工作,善于沟通,有团队合作精神和高度的责任心、纪律观念。

(3)身体健康,能保证在承诺的时间内参加公益服务活动。

(4)具有三级及以上国家心理咨询师职业资格或从事精神心理专科工作5年以上。

(5)具有精神医学、心理学、危机干预、伦理学等医学方面的专业教育及培训背景。

(6)熟悉心理学相关理论和技能。

(7)参与过社会心理危机干预,或具有心理援助、接听心理热线等经验者优先考虑。

2. 心理健康管理师等级与具体要求

(1)初级心理健康管理师:具备心理健康管理师基本要求,上岗前由高级心理健康管理师及以上人员对其进行理论培训、实操训练、理论与实操考核,考核合格者方可上岗。

(2)中级心理健康管理师

除具备志愿者的要求外,满足以下要求:

1)持有二级心理咨询师或健康管理师证书。

2)10年以上临床工作经验或精神心理专科护士资格。

3)医学或相关专业本科学历。

4)每年进行个体心理咨询20次或团体心理咨询10次及以上。

5)相关继续教育每年完成10个课时。

(3)高级心理健康管理师

除具备中级心理健康管理师的要求外,满足以下要求:

1)医学或相关专业硕士学位。

2)具有心理救援、危机干预经历。

3)每年接受心理援助督导专家督导2次。

4)参编相关书籍或发表相关文章2篇及以上。

(4)心理援助热线督导专家

除具备高级心理健康管理师的要求外,满足以下要求:

1)医学或相关专业博士学位。

2）医师执业资格。

3）主持编写或以副主编身份出版相关书籍。

4）具有国家心理救援、危机干预、创伤治疗经历。

五、特殊性奖励方式

志愿服务并不是简单的"付出"，志愿者在心理援助热线平台为他人服务的同时，自己也能得到一定的"回报"，这种"回报"体现为一种内在的价值感，是在帮助他人的时候一种"被需要"的感觉，被他人需要和被社会肯定作为内在驱动更能给志愿者带来持久的激励。对多次获得书面赞誉或在处理突发应急事件时发挥突出贡献的志愿者，或对获评二星及以上星级认证的志愿者，或经本人同意其优秀事迹在医院或相关媒体上报道的，医院将向志愿者所在学校、单位和社区寄送感谢信。

六、推优宣传奖励方式

在得到来电者允许的情况下，志愿者可以创作热线接听日记，成为优秀案例者，优先刊登在学习强国、红网、医院官网及平台公众号等媒体平台。

第四节　团队文化塑造

好的团队文化能够使成员的工作效率得到有效提升，引领团队成员群策群力去实现一致的目标。如何形成合力，很大程度上取决于团队文化的高效引领。

一、团队文化的概念

团队文化是社会文化与团队长期形成的传统文化观念的产物，包含价值观、最高目标、行为准则、管理制度、道德风尚等内容。其以全体员工为工作对象，通过宣传、教育、培训和文化娱乐、交心联谊等方式，最大限度地统一员工意志、规范员工行为、凝聚员工力量，为团队总目标服务。团队文化的构成要素总结为 5P，分别为目标（purpose）、人（people）、定位（place）、权限（power）、计划（plan）。

二、团队文化的内涵

团队文化是团队成员在相互合作过程中,为实现各自人生价值,完成团队共同目标所形成的一种潜意识的文化。高效的团队文化有三个方面特征:其一,团队精神强,成员对自己团队有强烈的归属感,团队成员之间相互协作、依存,充分发挥团队的能力;其二,团队充满活力,团队成员始终保持着高昂的斗志;其三,团队成员不断自我进取,在工作中发挥主观能动性、积极性,不断提高自己的能力水平。团队的文化建设就是要在自己的团队中培养积极向上的意志与风气。

1. 明确的团队目标　好的团队,一定要有共同的、明确的目标,且是大家都认可的,它是一面旗帜,大家都朝着旗帜的方向前进。

2. 共享　好的团队,在于团队成员之间能够把为了达成团队共同目标的资源、知识、信息及时地在团队成员中间传递,以便大家共享经验和教训。

3. 不同的角色　好的团队,就是大家的角色不一样,每个成员要扮演好自己特定的角色,角色的互补才会形成好的团队。

4. 良好的沟通　好的团队,首先能够进行良好的沟通,成员的沟通障碍越少,团队就越好,这也是每一个处在团队中的成员的深刻体会。

5. 共同的价值观和行为规范　现在所倡导的团队文化实际上是要求团队中要有共同的价值观,价值观对于团队就像世界观对于个人一样,世界观指导个人的行为方式,团队的价值观指导整个团队成员的行为。

6. 归属感　归属感是团队非常重要的一个特征,当成员对团队产生归属感,他们就会自觉地维护这个团队,愿意为团队贡献力量而不离开团队。

7. 有效的授权　有效的授权是团队非常重要的因素。通过有效的授权,才能够把成员之间的关系确定下来,形成良好的团队。

三、心理援助热线平台的团队文化

心理援助热线平台建立于新型冠状病毒肺炎暴发时期,直属于中国医学救援协会心理救援分会。团队成员由中南大学湘雅二医院的医护志愿者和中南大学湘雅医学院精神心理专业医学生、有医学背景且持国家心理咨询师证书的社会志愿者组成,其特点是通过电话和网络,建立线上心理干预渠道,以倾听、交流、解惑、引导、共情等方式及时发现并应对新冠肺炎患者、居家隔离者、一线医护人员及家属、普通社会公众的心理问题。

1. 心理援助热线平台的团队文化内涵　在心理援助热线平台的服务过程中,逐渐形成了自己独特的"五心"团队文化:爱心、同心、精心、耐心、热心。

(1)爱心:平台为非盈利组织,所有工作人员均为自愿参加活动的志愿者,无偿为大众提供服务,充分彰显了团队成员义务救治、回馈社会的奉献精神。

(2)同心:平台有共同的团队使命,所有成员必须同心协力,努力打造一流的心理服务平台。

(3)精心:统一管理,精心安排平台工作;工作前精心准备,工作后认真梳理总结。平台有统一的管理体系,志愿者经过统一的培训考核,通过后方能上岗。排班时采取新老搭配,兼有心理专科医生在线指导模式,保证服务的质量。每班工作完毕,进行工作期间接听情况的总结,并进行分析研究,用于指导下一阶段的工作。

(4)耐心:基于心理援助热线平台工作方式的特殊性,志愿者须通过来电了解来电者的诉求,给予心理疏导。因此要求志愿者必须有足够的耐心,帮助来电者梳理思路,疏导情绪,让来电者情绪稳定。

(5)热心:平台可整合政府、军队、医疗、企事业单位及社会各界资源,尽量为来电者解决实际问题,构建心理服务网站,多渠道全方位提供指导和帮助。

2. 心理援助热线平台的团队使命

(1)承担自然灾害、事故灾难、公共卫生事件和社会安全事件在线心理救援的责任,义务救治、回馈社会。

(2)积极响应政府"健康中国行动"之心理健康促进号召,协助心理救援协会承担社会责任。

(3)整合政府、军队、医疗、企事业单位及社会各界资源,促进心理救援体系建设。

(4)提升线上心理救援应急管理能力,完善突发公共事件应急机制,提高线上心理救援的处置能力,履行心理救援职责。

(5)构建心理服务网络平台,推广普及心理救援知识,提升全民的心理急救意识,多渠道全方位提供指导和帮助。

(6)培养心理援助人才梯队,提升团队工作能力,打造专业化在线心理救援力量。

(7)编写全国线上心理救援相关书籍,创新学术研究,组织心理救援演练和指导工作。

3. 心理援助热线平台的团队愿景

(1)组建全国紧急医学救援队心理救援分队。

(2)成立心理救援联盟,推动中国心理救援体系的发展。

(3)整合政府、军队、医疗、媒体、企业等各方志愿者力量。

(4)作为专业心理救援队,指导与培训心理救援的中坚力量。

第四章

心理援助热线咨询的基础技能

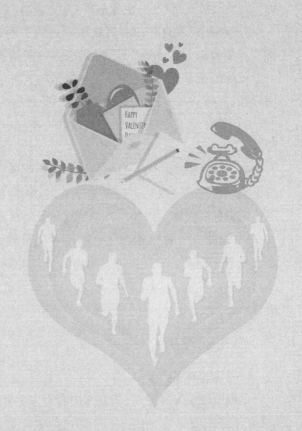

第一节　礼仪规范与接听程序

一、礼仪规范

1. 重要的第一声　接听的第一声,声音清晰、悦耳、吐字清脆,会给对方留下良好的印象,有利于接下来对话的顺利开展。应有代表心理援助热线平台形象的意识。

2. 良好的心情　热线接听时要保持良好的心情,这样即使来电者看不见,但是在欢快的语调中也会被感染。由于面部表情会影响声音的变化,所以即使在热线接听过程中,也要抱着"对方看着"的心态去应对。

3. 清晰明朗的声音　热线接听过程中不能喝茶、吃零食、聊天,即使是懒散的姿势对方也能够"听"得出来。如果接听过程中,弯着腰躺在椅子上,对方听到的声音就是懒散的,无精打采的,若坐姿端正,所发出的声音也会亲切悦耳,充满活力。因此接听热线时,即使看不见对方,也要当作对方就在眼前,尽可能注意自己的姿态。保持语速平稳、语调柔和、语气坚定是基本的要求。

4. 迅速及时地接听　热线接听礼仪中,有一条"响铃不过三"的原则,即铃声响过 2 次或 3 次后再接最为适宜。1 次即接,有点操之过急,响过 3 次仍不接则有怠慢之嫌。如确因特殊情况未及时接听,应主动道歉。

5. 积极热情的服务态度　志愿者值班时保持饱满的工作热情、平和的心态投入工作是非常重要的。来电者往往是鼓足勇气才拨打电话的,既忐忑不安又心存希望,如果志愿者态度冷漠,语调消沉,很容易挫伤来电者的求助热情。

二、接听程序

(一)早期阶段

早期阶段 5 分钟左右,建立来电者对志愿者的信任,明确问题。

1. 接听及时 热线工作中,办公桌往往会有多台接听机,听到热线铃声,应准确迅速地拿起听筒,铃声响过 2 次或 3 次后接听最为适宜。

2. 统一问候语 问候语要求匀速清晰、语态平稳,让来电者听得清清楚楚,统一问候语如:"您好,这里是全国应对疫情心理援助热线平台,我是 1 号志愿者""电话已经接通了,您能听到我的声音吗?"

3. 了解身份 "请问我可以怎么称呼您?您来自哪里?"或"能介绍一下您自己吗?"

4. 初步连接 "您打来电话,想讲点什么?"或"您遇到了什么困难?有什么可以帮助您的吗?"

需要特别注意的是,早期阶段会和来电者建立一个初步的咨询关系,切记不要在此阶段做一些"户口调查"和"例行公事"的事情,比如为了完成信息的采集,填写来电者的基本情况,接到电话就立马追问对方多大年龄、来自哪里、电话号码等等。这样的询问会让来电者产生防御或抵触心理,降低对热线咨询的信任感,同时也违背了以来电者为中心的基本原则。热线接听初期,来电者可能有很多困惑需要表达和倾诉,如果例行公事地询问,会打断来电者的思路,不便及时表达。一个良好的咨询应该在咨询过程中,根据需要来了解来电者的基本信息,需要在咨询的过程中逐步去完善,而不是初期就急于完成。

(二) 中期阶段

中期阶段 10~15 分钟左右,应用心理咨询技巧,帮助来电者解决心理问题。

1. 专注倾听、了解情况 热线咨询通常是来电者主动打电话求助,志愿者与来电者初步交流并取得信任后,当来电者开始诉说自己的困惑时,这个阶段中倾听是最主要的。通过倾听了解情况,弄清楚来电者为什么打电话求助,来电者的生活中发生了什么。倾听过程中可使用"嗯""啊"的语气词来回应来电者。

在这个阶段,需要了解的情况有很多,主要包括以下几个方面:

(1)来电者为什么打电话?

(2)来电者为什么选择现在打电话?

(3)来电者的基本情况如何?

(4)来电者目前的情绪状态如何?

(5)对来电者目前的生活和工作、学习等产生了哪些影响?

（6）来电者目前已经采取了哪些应对措施？

（7）来电者拨打热线电话希望获得什么样的帮助？

（8）周围有人可以帮助来电者吗？

这个过程中的询问，尽量使用开放式提问进行引导，如"您刚刚说有时候特别紧张，能说得更具体一些吗？""是什么时候、什么样的事情让您感觉特别紧张，当时的情况是怎样的呢？"等。

需要注意的是，热线电话接通以后，不同类型的来电者可能表现很不相同，应该区别对待。多数来电者有强烈的诉说欲望，他们好像终于获得了倾诉的机会。志愿者在这个阶段需要做的是倾听，从来电者叙述中获得重要信息，待对方情绪平稳后，再开展其他工作，因为来电者倾诉本身有情绪宣泄的作用。另一类来电者，虽然鼓足勇气拨通电话，但还在犹豫、还在试探。对于这类来电者，志愿者要鼓励对方，如"我知道要说出心中积压的苦闷是需要勇气的，我在听，等您准备好了，可以慢慢讲"或"您不妨将您遇到的苦恼说出来，我们一起来面对，好吗？"等。

2. 建立关系，提供支持　建立良好的咨询关系是热线咨询产生效果的重要因素。从志愿者接听电话开始，双方的关系就开始建立，并且这种关系贯穿整个热线咨询过程。在咨询关系中，通过与志愿者交流，来电者可以获得很多与以往不同的情绪体验。来电者拨打热线之前可能深受困扰、不被理解、无人倾诉或是被指责等等，通常认为自己已经无法解决问题。拨打热线电话让来电者又重新看到了希望，感受到志愿者愿意帮助自己、理解自己，同时感受到志愿者对自己的信任，认识到只要自己愿意做出改变，是可以克服困难的。所以说，良好的咨询关系，有利于缓解来电者的焦虑，激发其解决问题的动力，重新审视自己的问题并建设性地解决问题。对于建立良好咨询关系的技巧，详见本章第二节。

3. 澄清事实、确定诉求　在热线接听过程中，经常遇到这种情况，来电者喋喋不休、无法打断、条理不清、重复叙述等等。一般情况下，来电者会诉说很多方面的问题，来电者的目标可能有多个。这时，可以适时打断、客观分析、帮助来电者理清思路和澄清事实，定位来电者的具体目标。在打断与分析的阶段，要学会运用合适的表达方式，详见表4-1，本着以来电者为中心的原则，以便对方更容易接受。

表 4-1 热线接听过程中的不正确表达方式和正确表达方式

不正确的表达	正确的表达
你别说了,先听我说!	对不起,请稍停一下,我想提个问题……
你说了这么多还没讲明白,可以简单点描述吗?	您别着急,我先问您几个问题,明确一下您的需求。
你可不可以直接说重点!	您刚才说了这几个方面的问题,您觉得哪个问题是您最困扰的?
你都说了很久了,我们热线的时间快到了。	我们已经交谈了好一会了吧,您感到好些了吗?

在澄清事实阶段,确定来电者的主要问题,可以遵循以下原则:

(1)按主次:优先解决对来电者影响最大的问题。问题有主次之分,解决了根本问题,其他问题常常迎刃而解。

(2)按难易程度:优先解决来电者最容易改善的问题。改进问题有难易之分,从容易处入手促使来电者建立信心,发现自己的潜能。

(3)依靠自己:优先解决来电者依靠自己可以改善的问题。环境与客观因素不可控,远不如通过自我调整就可以解决的问题更容易把握。

4. 寻找资源、解决困扰 在这个阶段,志愿者要明白一个原则,我们要做的就是和来电者共同探讨和寻找解决困扰的方法,而不是直接帮对方解决困扰。在接听过程中及时肯定来电者所做的努力,或是询问来电者对此议题已经做过的努力,从这些努力中来电者可以再做什么调整能让自己突破困境,即努力赋能给来电者,以及必要时让来电者知道其身心状况必须寻求更专业的(身心)帮助。在共同解决困扰提供建议时要学会运用商讨的语气,即使提供建议也不能把自己的想法强加给对方。如"如果是我,我可能会……""您愿不愿意试试……""可不可以考虑用……方法呢"或"有没有想过用……方法试一试"等。

寻找来电者的资源,和来电者共同探讨解决困扰的方法,需要遵循以下原则:

(1)从来电者已有的经验中寻找切实可行的办法:一般来电者在求助前大多已经尝试过许多方法解决自己的问题,志愿者可以先询问来电者以前采取的哪些方式比较有效。

(2)失败的经验不可取:许多来电者在面对困扰时,即使一些方法不适当仍然不断使用，找不到新的方法。这是在探讨方法时应该避免的。

（3）必要时提供一定的建议：非指导性的原则并不等于不为来电者提供建议，关键是提供的建议要针对来电者，以及通过什么方式提供。

在中期阶段，除了以上4个步骤以外，还需要评估来电者的身心状况，这个评估应该自然地贯穿于整个热线电话过程中。常见的评估包括饮食、睡眠和焦虑的躯体化反应等。来电者往往有对失控的担心，对不确定感以及未知的担心，个别还会有死亡焦虑，这个过程中应带有同理心地评估与倾听，接触来电者深层情绪，如："我能体会到您的担心"等。

另外，在评估的过程中需要注意以下几点：第一，要及时判断来电者是不是处于危机状况以及危机的程度，如果是，按照危机干预的情形来处理；第二，确定来电者的问题是否属于本热线咨询的服务范围，如果不是，转介其他服务机构，要详细告知对方转介的理由；第三，确定来电者的问题是否在本志愿者的能力范围之内，如果不是，转介专家，并且解释转介的原因。

（三）结束阶段

结束阶段为5分钟左右，效果评估，总结或者转介。

1. 总结　结束来电应避免过于仓促，给来电者一些时间回顾谈话内容是非常有必要的，以下为结束语的具体参考。

"先生（女士），我们刚刚谈了大约25分钟，谈到您最关切的……议题，您最担心（痛苦、焦虑、自责、不满、无助）的是……，您的心情感觉非常煎熬（无助、绝望、对死亡的恐惧），我也听到您在整个过程中的不放弃（善良、努力让自己情绪稳定下来……），我们刚刚一起讨论了您这一阵子可以为自己或家人做的是……，希望您能尝试一下，也许对您会有些帮助。可以的话，我们先结束此次谈话。若您之后有需要，欢迎再打电话过来，我或其他伙伴都会尽力陪伴与帮助您，再见！"

2. 转介　如果热线效果不明显，可以在结束前给来电者转介至专家，参考格式如下。

"刚刚我们谈了很多，可能我的经验有限，似乎对您的帮助不大，我现在给您转介专家可以吗？您可以向专家进一步寻求帮助。"

第二节　良好咨询关系的建立

一、咨询关系的重要性

咨询关系是指志愿者与来电者之间的相互关系,咨询关系在热线咨询中具有非常重要的意义。第一,良好的咨询关系是热线中建立有效咨询的前提。其关乎到来电者是否感受到氛围的安全,是否感受到自己被理解和接纳,是否愿意敞开心扉并如实地表达自己。如果没有信任的咨询关系,咨询很难顺利进行。第二,良好的咨询关系是热线咨询达到理想咨询效果的先决条件。热线咨询要帮助来电者解决心理问题,但任何心理咨询学派的理论和方法,都必须建立在良好咨询关系的基础上进行,才能达到助人的效果。

热线咨询关系的建立并不是为了关系而工作,而是在建立关系的过程中就已经在帮助来电者,这主要体现在以下两个方面:第一,良好的倾听,让来电者可以很好地倾诉,从而使情绪得到很好的宣泄。从某个角度讲,热线电话最根本的功能是为来电者提供宣泄情绪的平台。第二,真诚的理解,使来电者得到情感支持。通过积极地倾听,适当而真诚地表达对来电者的理解,即表达对来电者的痛苦体验能够体会,也对来电者面对困扰所做的积极努力给予肯定和鼓励,使来电者得到情感支持。如"从刚刚您的描述当中,我能够体会到您的担心""和您交流给我一种感觉,您是个很有自己想法的人"等。

二、建立良好咨询关系的方法

1. 尊重　对来电者的尊重,是最基本要求。尊重表现为全方位接纳来电者的现状及其内在价值观、人格、权益和外在言行等,予以接纳、关注、爱护,是建立良好咨询关系的重要条件,是有效助人与咨询成功的基础。尊重意味着志愿者应完整地接纳来电者,避免将自身价值标准投射到来电者身上,接纳一个价值观和自己不同甚至差距很大的来电者,不仅应接受其光明面,还要接受其消极面。尊重不是无原则、无是非观念地迎合、迁就来电者,也不是随意指责与评判。尊重意味着志愿者应当以平等商量的口吻和来电者交谈,不可用权威的、无所不知的架势和盛气凌人的语气,也不可以把自己的想法、观念和行为模式强加于来电者,更不能板起面孔教训人。

2. 热情　尊重与热情的区别在于,尊重是以礼待人,平等交流,富有理性的色彩,而热情则充满了浓厚的感情色彩。热情体现在热线接通时,表达对来电者问题的关切。只有尊重与热情两者结合,才能情理交融,感人至深。

热情体现在热线咨询时的耐心、认真、不厌其烦。来电者有可能存在表达上的不足,使志愿者难以把握,志愿者应该根据不同情况,耐心倾听,不厌其烦。如果是因为紧张引起,则可让来电者先稳定情绪,说些一般的话,再进入正题;如果是表达能力欠佳、叙述不清引起,志愿者应进行归纳,帮助来电者总结叙述,澄清问题。热线咨询过程中,对来电者进行指导、解释、训练时,志愿者应该充满热情、耐心;咨询结束时,志愿者应总结梳理,感谢来电者的密切配合等等,这样会使来电者感受到温暖。

3. 真诚　真诚指在热线咨询过程中,志愿者以"真正的我"出现,卸下"职业的我",没有防御和伪装,以真正的自我投身于来电者的关系中。真诚即志愿者既要真实地对待来电者,更要真实地对待自己。真诚是建立良好咨询关系的核心部分,一方面,志愿者的真诚和尊重,可以为来电者提供一个安全自由的环境与氛围,能让其知道可以无所顾忌地表露自己的软弱、失败、过错、隐私等,这是因为来电者切实感到自己被接纳、被尊重、被信任、被爱护;另一方面,志愿者本身的真诚坦白为来电者树立了一个良好的榜样,来电者可以因此而受到鼓励,以真实的自我和志愿者交流,坦然地表露自己的喜怒哀乐,得到情感的宣泄,也可能因而发现、认识真正的自我,并在志愿者的帮助下,面对和改进自己。表达真诚的关键在于选择合适的时机,志愿者借助言语,坦诚、适度、实事求是地流露,而不是单纯地实话实说。真诚流露要遵循利他原则,要以是否能推动咨询关系,是否有利于来电者解决问题为准则,否则容易对来电者产生负面影响,破坏咨询关系。真诚要实事求是,而不是虚假地树立自身的权威性,不能不懂装懂误导来电者,这将给咨询过程中的沟通造成困难。

4. 共情　共情又称通情、同理心等,是贯穿在整个咨询过程中的核心要素,能有力地推动咨询朝深入发展,更好地达成咨询效果。志愿者和来电者之间需要建立一种情感相互协调的咨访关系,志愿者能够设身处地体会来电者的情感体验,表现为志愿者能深刻地体察来电者的心理活动,分享其心理反应,这就是所谓的"共情"。由于共情促进和强化了志愿者和来电者之间的融洽关系,这对来电者积极坦露自我起到了非常重要的作用。

共情要因人而异,结合来电者的性格特点和文化背景,适时适度地表现。

热线咨询过程中,可通过提问检验共情效果,如"您现在是什么感受呢""您是否认同呢"等。需要强调的是,热线接听过程中,志愿者往往急于理解和共情来电者,这样做容易出现直接地指导和引导,简单地判断和评价,空洞地说教和劝诫,习惯性地贴标签等,这些都是"虚假共情"的体现,不利于建立良好的咨询关系,应该避免。

5. 无条件积极关注 积极关注是指以不评价的态度对待他人、不依据人的行为举止判断他人,无条件地接纳他人。无条件积极关注立足于人的发展,尊重人的权利和独立性,珍视人的价值,展现出人本色彩。热线咨询过程中,志愿者对来电者言语的积极面予以关注,把来电者看作是一个具有价值和尊严的人而予以赞扬和尊重,使来电者拥有正确的价值观。其关键在于,志愿者要坚信每个来电者都有积极向上的动力,来电者经过自身努力和外界帮助是可以改变的。

积极关注不仅有助于建立良好的咨询关系,促进沟通,而且本身就具有咨询效果。尤其是对自卑或受挫的来电者,积极关注往往能帮助他们用全新的视角觉察到自身的长处,深化自我认识,全面、客观、准确地认识自己的内部和外部世界,从而树立信心,消除迷茫,激发其前进的内在动力,帮助其开发潜能,从而达到更好的咨询效果。

第三节　临床心理评估

一、临床心理评估的概念

临床心理评估是指通过观察、晤谈及心理测验等手段,对个体的心理现象进行全面、系统和深入分析的总称。通过临床心理评估,可以判断来电者的心理状态是否异常,分析评价异常的性质与程度,辅助诊断。

二、热线咨询中的心理评估

热线咨询中的心理评估是指通过电话晤谈收集来电者的相关信息,从而帮助志愿者了解其问题所在及原因。主要包括以下 5 部分:

1. 最初晤谈 问候和关心来电者,强调保密,建立良好关系。最初晤谈阶段相当于热线接听的早期阶段,详见本章第一节。

2. 了解身份信息,进行分级分类

(1)了解来电者的基本信息:包括来电者的性别、年龄、职业、身份状况、目前所处环境、家庭情况等。

(2)对来电者进行分类:如新冠肺炎疫情期间国家卫健委下发的文件中,按照疫情所处的感染风险和可能承受的心理应激强度分为四级人群。第一级人群为住院的重症患者、一线的医护人员、疾控人员和管理人员;第二级人群为居家隔离的轻症患者、疑似者、密切接触者、就诊的发热者;第三级人群为一、二线人员的家人、亲友、同事等,参加疫情应对的后方救援者,居家医学隔离观察者;第四级人群为疫区相关人群、易感人群、普通人群。

3. 了解主要困扰与期待　剖析来电者为什么打电话求助,确定来电者的首要问题和来电目的。同时还须判断来电者是否适合心理热线咨询,具体操作步骤详见本章第一节。

4. 了解来电者的资源　了解来电者的社会支持、自身优势与特长、价值观和适应性的应对策略。

5. 精神状态评估　精神状态的评估主要包括以下7个方面:

(1)意识状态是否清楚,是否能够在谈话中集中注意力。

(2)感知觉是否异常,有无感觉过敏或减退,有无错觉或幻觉。

(3)思维过程及内容是否正常,即语速、语量及逻辑是否连贯,是否存在妄想、强迫观念、疑病等症状,是否存在偏执、灾难化、绝对化(非黑即白)等认知歪曲。

(4)情感,即来电者的一般心境如何,评估是否存在焦虑、抑郁、惊恐、愤怒等情绪反应,对抑郁来电者要评估其有无自杀自伤风险。

(5)行为,即有无异常难理解的行为,比如自杀、自伤、攻击、暴力等,有无逃避、回避、敌意攻击、强迫行为、无助被动等行为表现。

(6)心理生理,有无进食问题、睡眠障碍、疼痛等躯体症状。

(7)自知力,来电者能否意识到自己的异常表现,能否意识到自己患病以及对治疗的态度。

通过心理评估可确定来电者心理状态是否正常、心理问题的性质及严重程度等,再根据来电者的精神心理状况及问题性质,确定处理对策。总体来说,若遇到疑似精神分裂症患者,应当建议其到精神科就诊,以药物治疗为主,在康复期进行一定的心理治疗;对于有自杀危机的患者,应当强调亲友陪伴,同时建议精神科药物治疗和／或心理治疗；对于抑郁症、焦虑症、强迫症、恐怖症、进食障碍、人格障碍等心理疾病患者，则应建议其接受稳定的心理治疗，或同时接受药物治疗；而发展性和适应性的问题，则是心理咨询的工作范畴，这类问题的来电者，是心理援助热线工作的主要对象。

三、常见心理反应的识别与评估

1. 焦虑的识别与评估　焦虑情绪的自我感受常见的有心烦意乱、坐立不安、担忧害怕，担心未来的事情或者未知的事情，可伴随心慌胸闷、血压升高、呼吸急促、胃腹部不适、出汗、肌肉紧张及发抖等躯体反应。志愿者可以通过询问来电者进行筛查，如"请问您认为您是一个容易焦虑或者紧张的人吗？""最近两周，您是否比平时更感到焦虑、紧张或忐忑不安？""最近两周，您有没有感到心跳得很快，或心慌胸闷？或神经绷得有点紧？"等，如果有，还可以根据这些感受发生的频率，持续的时间，以及对工作、日常生活、社交等影响程度来评估严重程度。比如这些感受是偶尔发生，还是经常发生；是几乎每天大部分时间都出现，还是每天出现的时间很短暂；影响学习、工作和生活的程度等。还可以请来电者自己评估严重程度，如有一点、中度、比较严重、非常严重。

问卷自评可以用于评估来电者焦虑的严重程度，可以对照问卷条目逐条询问来电者有无相应感受及频次，简单易行的问卷主要有两个：广泛性焦虑障碍7项问卷（general anxiety disorder 7-item，GAD-7）和焦虑自评问卷（self-rating anxiety scale，SAS）。

2. 抑郁的识别与评估　抑郁情绪的自我感受常见的有郁郁寡欢、体验不到快乐、兴趣下降、动力减退等，可伴随愁眉苦脸、哭泣、少语少动、不停地踱步、行动缓慢、疲乏无力等行为表现。志愿者可以通过询问来电者进行筛查，如"最近两周以来是否感到做什么事情都缺乏兴趣，找不到乐趣？""最近两周以来有没有感到心情低落、伤感、看不到希望呢？"等，可以根据这些感受发生的频率，持续的时间，以及对工作、日常生活、社交等影响程度来评估严重程度。这种自我感受的评估与焦虑情绪自我感受的评估相同。

问卷自评可以用于评估来电者抑郁的严重程度，可以对照问卷条目逐条询问来电者有无相应感受及频次，简单易行的问卷主要有两个：心理健康问卷（patient health questionnaire，PHQ-9）与抑郁自评问卷（self-rating depression Scale，SDS）。

3. 失眠的识别与评估　对失眠体验的主观评估可以从两个维度进行。一个维度是症状的严重程度,可通过失眠症状所感知的程度来评估,即自我感觉症状的严重程度是轻度、中度,还是重度;另一个维度是失眠症状对日常生活和工作影响的严重程度,例如,对白天工作中注意力集中要求比较高者,轻度的失眠可能会严重影响第二天的工作,那自我失眠评估中就会评为重度,反之亦然。

志愿者可以通过询问来电者进行筛查,如"最近两周以来的睡眠状况如何,有没有上床后 30 分钟内没有入睡? 或者醒得比平时要早 30 分钟以上? 或者中间总是醒来? ""您有没有因为晚上睡眠不好,导致白天疲劳、工作表现不如平常、专注力记忆力下降? "等,如果有,还可以请来电者自己评估严重程度:有一点、中度、比较严重、非常严重。

失眠的评估问卷包括阿森斯失眠量表(Athens insomnia scale,AIS)、匹兹堡睡眠质量指数量表(Pittsburgh sleep quality index,PSQI)及失眠严重度量表(the insomnia severity index,ISI)。

4. 创伤后应激症状的识别与评估　创伤后应激障碍的来电者常出现在经历重大创伤性事件之后,如自己因感染疾病被抢救、亲人因传染性疾病去世等,来电者的自我感受常有不由自主地联想和回忆创伤事件,经常做创伤性内容的噩梦,极力回避创伤性经历有关的人和事,情感麻木或激惹性增高,惊跳反应,坐立不安,难以入睡或易惊醒等,这些症状持续 1 个月以上。

志愿者可以通过询问来电者进行筛查,如"最近两周以来,是否做过与这次 / 这些事件有关的噩梦,或者控制不住地回想与这次 / 这些事件有关的事情""是否努力尝试不去想这次 / 这些事件有关的事情,或者主动回避与这次 / 这些事件相关的情景、人和物品""是否时刻处于警觉、小心警惕、容易受惊吓的状态""是否对周围的人和事感觉麻木,或感觉疏远,或与他人失去联系? ""是否因为这次 / 这些事件带来的问题感到内疚,或者不停地责备自己和他人"等,可以根据这些感受发生的频率,持续的时间,以及对工作、日常生活、社交等的影响程度来评估严重程度。这种自我感受的评估与焦虑情绪自我感受的评估相同。

问卷自评可以用于来电者应激障碍的筛查及严重程度评估,可以对照问卷条目逐条询问来电者有无相应感受及频次,简单易行的问卷主要有:创伤筛查问卷(trauma screening questionnaire,TSQ)、创伤后应激障碍清单(PTSD checklist for DSM-5,PCL-5)与应激感受量表(perceived stress scale,PSS)。

5. 躯体症状的识别与评估　应激所致的常见躯体症状有全身疲惫、无精打采;腹泻或便秘;消化不良、腹胀;头晕头痛;心慌胸闷等。可以通过询问来电者,评估这些身体不适发生的频率,持续的时间,以及对工作、日常生活、社交等的影响程度来评估严重程度。躯体症状的自评问卷有患者健康状况躯体症状问卷(patient health questionnaire somatic symptom severity scale,PHQ-15)。

第四节 心理咨询基础技术

心理热线咨询如同面对面心理咨询一样,有许多不同的咨询技术与方法,对于志愿者来说,通常会用到一些基本的技术,而且这些技术是极其有效和实用的。

一、倾听技术

倾听是热线咨询的第一步,是建立良好咨询关系的前提。它不同于生活中的听,热线咨询的倾听不仅是听对方说了什么,还要获得信息了解情况,还包括了解言语背后的情感。也就是说,从对方对事件的描述中要听出对方的态度、情感,并做出适当的回应。倾听既是表达对来电者的尊重,也是为了充分了解来电者的情况,同时也能让对方在比较放松和信任的氛围下诉说自己的烦恼,还具有助人效果。

掌握倾听技术是对每个志愿者的基本要求。做到积极倾听不但要求志愿者认真、仔细地听来电者述说,重要的是要用心去听,设身处地感受,不带偏见与价值评判,强调理解、尊重与接纳。对于来电者来说,倾听是一个心理变化过程:首先是自己的倾诉终于被理解,心中不免产生欣慰;其次是孤独感减轻,紧张情绪得到缓解,愿意说出心里话。因此,倾听要求志愿者不仅要克制日常谈话中随意插嘴、评论乃至争辩的欲念,更要全神贯注、积极认同来电者内心体验,以客观态度回应来电者的陈述。

正确的倾听要求志愿者以机警和通情达理的态度深入到来电者的烦恼中去,细心地关注来电者所言,注意对方如何表达自己的问题,如何谈论自己及自己与他人的关系,以及如何对所遇问题做出反应。还要注意来电者在叙述过程中的犹豫停顿、语调变化等,从而作出更完整的判断。从来电者不同的表达中,志愿者可以洞悉有关来电者的自我意识与人生观的线索。

倾听需要以接纳为基础。志愿者要理解来电者在问题发生时的一切感受，接纳来电者的各种情绪，这种情绪感受可能与境遇相符，也可能没有太多道理。志愿者不能站在自己的立场上来评判，也不能以一个旁观者的姿态，对来电者的感受冷眼相观或加以批判，志愿者应以来电者为参考框架，设身处地地去体会和接受。志愿者倾听来电者抱怨时，也要作适当鼓励性回应，诸如"嗯""好的""确实是这样""你接着说"等。这些言语向来电者传递这样的一种信息"我在认真听你表达""我很想了解你说的内容""你可以继续说下去"等。

总之，倾听是咨询过程的基础，志愿者要把自己置于来电者的位置，对来电者的各方面都进行深刻、切实而不是表面、片面地了解，设身处地地理解这一切。

二、提问技术

除了倾听，提问也是热线咨询的基本技术之一。适当提问是热线咨询过程取得成效的重要保障。良好提问是一种鼓励，能带动来电者继续反映情况和诉求，让问题与原因明朗化，为解决心理问题提供有力保障。提问方式分为开放式和封闭式两种。

开放性提问通常使用"什么""如何""为什么""怎样"等词来发问，让来电者就有关问题、思想、情感给予详细的说明。这种提问形式优点在于交谈自由、信息量大，能引导来电者对某些内容作进一步的思考和表达，志愿者可以较为全面地了解来电者来电的事由、经过和目的，为解决问题提供科学的依据。封闭性提问通常使用"是不是""对不对""要不要""有没有"等词，而回答也是"是""否"式的简单答案。这种提问通常用来收集资料并加以条理化，澄清事实，获取重点，缩小讨论范围。当来电者的叙述偏离正题时，封闭性提问可以用来适当地终止其叙述，并避免交流过分个人化。

志愿者在使用开放性提问时，应注意建立在良好的咨访关系基础上，离开了这一点，就可能使来电者产生被询问、被窥视、被剖析的感觉，从而产生抵抗。提问是咨询的需要，而不是为了满足热线志愿者的好奇心或窥探隐私的欲望。有些提问尤其要注意问句的方式、语气语调，不能轻浮，不能咄咄逼人或指责，尤其是涉及到一些敏感的隐私性问题时。同一句话，志愿者用不同的语气、语调以及在不同的咨询关系下，可能产生截然不同的效果。

这里需要注意的是，一个问句中不宜出现几个问题，否则来电者不知道如何回答，应一个一个循序渐进地问。同时，志愿者要明确自己究竟想了解什么，避免东一句西一句,使来电者摸不着头脑。

热线咨询过程中,通常把封闭性提问与开放性提问结合起来。如果只采用开放式提问,尽管可以获取大量信息,但来电者叙述可能会占用大量时间,诉说的内容可能很零乱,甚至偏离主题。志愿者可以用封闭式提问控制交谈过程,让交谈范围缩小,明确求助的主要问题;但使用封闭式提问,一定要把握好分寸,要留给来电者充分表达自己的机会,以便全面了解问题。

三、鼓励和重复技术

鼓励和重复,主要指志愿者对来电者的某些话或词语进行简单地重复,同时使用如"嗯""讲下去""还有吗"等词语,强化来电者叙述的内容并鼓励其进一步讲下去。这种技术除了促进继续交谈外,另一个功能则是志愿者通过对来电者所述内容的某一点、某一方面做选择性关注而引导来电者的谈话朝着某一方向进一步深入。因此,志愿者应把握来电者所谈的前言后语,根据自己的咨询经验给予鼓励和重复,同时根据需要及时做出调整。志愿者虽然处于听的角色,但这是一种主动、积极的听,是参与式的倾听。一般情况下,来电者长篇大论地描述其困惑的最后一个主题,往往有可能是最重要的,因此,可选择此主题进行鼓励和重复。

四、内容反应技术与内容表达技术

内容反应,也叫释义或说明,是指志愿者把来电者的主要言谈、思想加以综合整理后,再反馈给来电者。志愿者选择来电者表达的实质性内容,用自己的语言整理并将其表达出来,最好是引用来电者言谈中最有代表性、最敏感、最重要的词语。内容反应能使来电者有机会再次剖析自己的困扰,重新审视零散的事件和关系,深化谈话的内容,有助于来电者更清晰地作出决定。

内容表达技术与内容反应技术不同,前者是志愿者表达自己的意见,而后者则是志愿者反映来电者的叙述。内容表达技术常用于志愿者传递信息、提出建议、提供忠告、给予保证、进行褒贬和反馈等。志愿者表达自己的意见,直接对来电者施加影响,促使来电者实现咨询目标。咨询过程中各种技术的运用都离不开内容表达技术。

五、情感反应技术与情感表达技术

情感反应技术与内容反应技术很接近,内容反应着重于来电者言谈内容的反馈,而情感反应则着重于来电者的情绪反馈,两者往往同时使用。情感反应的最有效方式是针对来电者目前的情感而不是过去的。比如,"你此时的情绪似乎是对你丈夫非常不满"比"你一直对你丈夫非常不满"更有效。

情感表达技术是志愿者告知自己的情绪、情感活动状况,让来电者明了。情感表达与情感反应有所不同,前者是志愿者表达自己的喜怒哀乐,而后者则是志愿者反映来电者叙述中的情感内容。志愿者的情感表达既可以是针对来电者,如"我觉得你很坦然";也可以是针对自己的,如"我很难过";或针对其他事物,如"我喜欢与人交朋友"等。正确使用情感表达,既能体现对来电者设身处地地反应,又能传达自己的感受,使来电者感受到一个活生生的志愿者形象,同时,志愿者这种开放的情绪分担方式为来电者做出了示范,易于促进来电者的自我表达。

六、具体化技术

具体化技术又叫具体性技术、澄清技术,是指志愿者在倾听过程中,一旦发现来电者叙述含糊不清,便以"谁、什么时间、什么地点、何种感觉、有何想法、什么事、怎样发生"等协助其清楚地表述、具体地描绘,以帮助来电者清楚、准确地表达他们的观点、所用的概念、所体验到的情感及所经历的事件。

不少来电者叙述的思想、情感、事件常常是模糊、混乱、矛盾、不合理的。这些会使问题变得越来越复杂,纠缠不清。志愿者应注意针对关键部分,使用提问,让来电者对细节作具体描述,比如:"您说您觉得……,能更具体些吗?""您所说的……是指什么?""您能给我举个具体例子吗?"等等。

有些来电者把个别概括为很多,把偶然当作必然,把一次当永远,以偏概全,以一概十,谈到自己的问题时往往用一些含糊的、很大、很普遍的字眼,比如"我感到绝望""我烦死了""我很倒霉"等,当来电者被自己所界定的这种情绪笼罩时,往往就会陷入困扰之中。志愿者应设法使这些模糊的情绪、思想逐渐清晰起来,使来电者认清自己的所思所虑。

七、解释技术

解释技术,是指志愿者运用相关的理论对来电者的思想、情感和行为的原因、过程、实质进行阐述。解释使来电者从一个新的、更全面的角度来重新面对自己以及自己的困扰、自己的周围环境,并借助于新的观念、系统化的思想来加深对自身行为的了解,从而产生领悟,提高认识,促进变化。

当志愿者对来电者的基本情况准确掌握后,应当对其心理问题的来龙去脉有比较清楚的了解,并能结合理论对此进行系统地说明、科学地解释。志愿者应该针对不同的来电者、不同事件,采用对方能理解的合适的理论和语言做出科学的解释,让对方感到明白和可信。

八、面质技术

面质又称为质疑、对峙、对质、正视现实等,是指志愿者对当事人的认知方式与思维方法提出挑战与异议的过程,如"在疫情期间,当我们看到很多一线工作人员在努力对抗疫情时,一般心存感激,但是您感到非常愤怒,我有些不理解,您当时为什么会有这种感觉",其目的在于引导来电者正视自己生活中遇到的困难与挫折,协助来电者对自己的感受、信念、行为及所处境况进行深入了解;认清自己认知方式存在的片面性、主观性,并努力加以克服,使来电者明了自己所具有而又被自己掩盖的能力、优势,并善加利用,激励来电者放下自己有意无意的防备、掩饰心理来面对自己、面对现实。

面质技术具有一定的威胁性,使用时务必谨慎、适当。面质时要有事实根据,避免个人发泄,避免无情攻击,应用时应建立在良好咨询关系的基础上。

九、指导技术

指导即志愿者直接地指示来电者做某件事、说某些话或以某种方式行动。指导技术是影响力最明显的一种技术,既有针对原因而展开的,也有针对思维方式和内容进行的。

使用指导技术时,志愿者应明了自己对来电者指导些什么、效果怎样,叙述应清楚,应让来电者真正理解指导的内容。热线咨询过程中最常用的指导性技术为稳定化技术,如呼吸放松训练、正念冥想、全身扫描放松法、安全岛等。需要注意的是,志愿者不能以权威的身份出现,强迫来电者执行,若来电者不理解、不接受,效果就会变差甚至无效,还会引起反感,不利于咨询的开展。

第五章

心理援助热线咨询的进阶技能

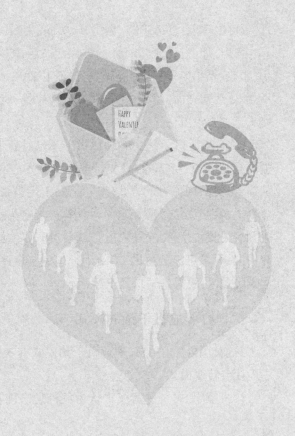

第一节 心理危机干预技能

一、心理危机干预的概念

1. 心理危机 心理危机指人们遭遇突然或重大的应激事件,如地震、水灾、空难、疾病暴发、恐怖袭击等,运用个人常规处理问题的方法感到难以解决、难以把握时,人体平衡就会被打破,正常的生活受到干扰,内心的紧张不断积累,继而出现无所适从甚至思维和行为紊乱,进入一种失衡状态,这就是危机状态。当个体面对危机事件时会产生一系列身心反应,主要表现以下 3 个方面。

(1)生理上:食欲下降、做噩梦、头痛、失眠、呼吸困难等。

(2)心理上:处于暂时性的震惊状态后,随之而来的是否认、混乱、害怕、恐惧、沮丧、情绪麻木、怀疑、易怒与静不下来。

(3)认知方面:对人、对自我有负性思维,对前途悲观失望,敏感多疑,担心别人远离自己等。

2. 心理危机干预 心理危机干预是对处于心理危机状态的个体、家庭及群体提供有效帮助和心理支持的一种技术。在危机状态下,个体体验到极大的痛苦,无法用惯有的方式解决难题,出现紧张、恐惧、悲伤等不良情绪以及躯体不适,甚至无法适应而自杀自伤等极端行为。在危机发生的最初阶段,危机干预者可提供个体情感支持,以缓解其紧张情绪,然后指导个体根据自己的实际情况,寻求可能的援助,有效地处理危机事件,使个体最终战胜困难,重新建立人际关系,更好地适应社会生活。

二、心理危机干预的模式

目前,国外常用的心理危机干预模式有 3 种类型:平衡模式、认知模式和心理社会转变模式。

1. 平衡模式 平衡模式认为危机是一种心理失衡状态。在危机刚刚出现时,个体措手不及失去了对自己的控制,分不清解决问题的方向,不能做出恰当的选择。当个体用既往的方式不能解决目前的问题时,会出现心理或情绪失衡。危机干预的目的和策略可以使危机个体的负性情绪得到宣泄,情绪逐渐稳定,恢复到原来的心理平衡状态。平衡模式适用于危机的早期干预。

2. 认知模式 认知模式认为危机的发生,是由当事人对事件的错误信念或观念导致,而不是事件或境遇本身的性质所决定的。该模式的基本原则是通过改变个体思维方式,使其重新获得理性和自我肯定,从而获得对危机的控制。危机干预者要通过专业技术使危机个体变得积极主动,调动自我潜能来恢复心理平衡。认知模式最适合于危机稳定下来并接近危机前平衡状态的来电者。

3. 心理社会转变模式 心理社会转变模式认为人是先天遗传和后天学习以及环境交互作用的产物,危机也是由心理、社会、环境等多方面因素引起的,危机干预应从这些方面寻求方法。因此危机干预除考虑来电者的心理资源和应对方式外,还要了解同伴、家庭、职业、社区对其影响,把来电者的内部资源与社会支持、环境资源充分调动和结合起来,从而提醒来电者可以选择更多解决问题的方式。同认知模式一样,心理社会转变模式也适合于达到较稳定状态的来电者。

三、心理危机干预的技能

根据来电者的不同情况和危机干预者的擅长,采取相应的干预技术。一般来说,心理危机干预主要包括3类技术。

1. 倾听技术 倾听技术是心理咨询的重要技术和咨询过程的基础。倾听不仅是为了了解情况,也是为了建立关系,鼓励来电者更加放开自己,同时还具有助人的效果。具体内容见第四章第四节。

倾听包括非选择性倾听和选择性倾听。非选择性倾听是来电者掌握主动权,让来电者充分地、自由地述说,以便了解他的问题是什么,危机干预者再给予关注并做出反应,主要适用于尚未弄清来电者问题的咨询阶段。选择性倾听以非选择性倾听为前提,危机干预者从来电者述说的内容中选择认为重要的方面进行梳理。

2. 支持技术 生活中的环境变故,如升学、失业、失恋、亲人离世、突发公共事件等都可能作为应激源给个体带来躯体及心理的反应。而应激源的严重程度、社会支持资源的多少、个体对挫折的看法及应对压力的潜在能力等都可影响个体应激反应。由于来电者在危机开始阶段焦虑水平比较高，应通过疏导、暗示、保证、改变环境等方法，给个体以不同形式的支持，解除症状和痛苦，使其顺利渡过难关。另外，支持技术也有助于建立良好的沟通和合作关系，为进一步的干预工作做准备。

3. 干预技术 危机干预是一种特殊形式的心理咨询和治疗。简单地说，干预的基本策略为：主动倾听并热情关注，给予心理上的支持；提供宣泄机会，鼓励来电者把自己的内心情感表达出来；解释危机的发展过程，使来电者清楚目前的处境，理解他人的情感，建立自信；给予来电者希望，使其保持乐观的生活态度；培养来电者的兴趣，鼓励其积极参与社会活动；鼓励来电者多与家人、亲友、同事接触和沟通，最大限度地发挥社会支持系统的作用。

四、心理危机干预的步骤

1. 建立信任关系 良好的信任咨询关系直接影响到咨询的效果，应保持热情、真诚的工作态度，让来电者感觉到被尊重、被理解，有助于取得来电者的信任而更愿意敞开心扉。

2. 心理评估 危机干预者运用访谈、心理测验、量表等方法和工具对来电者的心理状态进行全面的评估。

3. 明确问题 从来电者的立场考虑，使用积极的倾听技术，注意掌握来电者的语言信息和非语言信息，尊重理解来电者，采用开放式提问的方法了解真相，如"你能和我聊一聊发生了什么事吗？""发生了什么事让你感到紧张？"等。有很多来电者面临的问题比较复杂，会诉说多个问题，这要求危机干预者对每一个问题都进行明确界定。主要问题通常是来电者最近经历的事件，次要问题是本次危机事件出现前就有过的。在整个干预过程中，都应围绕所确定的问题来展开，以确保干预的目标和方向。

4. 界定状态，保证来电者安全 在心理危机干预过程中，危机干预者要把保证来电者安全作为首要目标。了解事件对来电者意味着什么，感受如何，其是否对事件作出了正确的认知；该事件对来电者的正常工作、生活、学习以及身边的人产生了什么样的影响；通过一些心理测验、量表来确定当事人目前的功能水平和情绪反应，并尽量与其危机前的功能水平进行比较。如果来电者有严重的自杀自伤或伤人倾向，须寻求外界支援，如家属、朋友、当地公安部门等，并考虑转介精神科医生，必要时进行住院治疗。

5. 给予心理支持　心理危机干预的本质是危机干预者运用心理学的理论和方法,对处于危机中的个体给予帮助,使之恢复心理平衡的过程。关键是要使来电者了解危机干预者是能够给予关心帮助的人,使其充分信任,以便调动当事人的积极性,配合下一步行动。

6. 探索有效的应对方式　在当事人受创而失去能动性时,有些当事人认为他们的情况已经无药可救了,往往不能充分调动内部和外部资源。危机干预者应和来电者一起探讨其他可供选择的有效应对方案,可以从以下3个角度来寻找:一是当事人所认识的人,他们可能会关心当事人到底怎么了;二是当事人可以用来应对当前危机的各种行为方式或环境资源;三是当事人自己积极的思维模式,这或许会改变当事人对问题的看法,并减缓其压力和焦虑水平。

7. 制订行动计划　帮助当事人做短期计划,包括确定可以提供支持与帮助的外部资源和当事人能够立即着手进行的某些具体的、积极的事情。在制订计划时,要充分考虑到当事人的自控能力和自主性,以及计划的可实施性。计划的制订必须与当事人共同讨论、合作完成,这样才能让当事人感觉这是他自己的计划,从而更愿意去执行。

8. 得到承诺　让来电者复述即将采取的确定的、积极的行动步骤,以确定当事人对行动步骤已经掌握。在结束危机干预前,危机干预工作者应该从来电者那里得到诚实、直接和适当的承诺。如果制订的计划简单可行,或者当事人稍做努力就能完成,则得到承诺是比较容易的。如果计划实施起来比较困难,会让当事人产生畏难的情绪而停止行动。

9. 干预结束及随访　干预结束前,干预者应综合所有资料对来电者进行全面地分析与总结,使来电者更加明确未来努力的方向。对于特殊的来电者还应通过电话、网络等形式对其进行回访,了解干预效果,督促其积极成长。

10. 启动社会支持系统　最后,对于特殊、高危的来电者需要启动社会支持系统。社会支持系统包括来自于父母及其他亲人、来自于老师和同学、来自于其他方面如朋友和社区志愿者的支持等。这种支持不仅包括心理和情感的支持,也包括一些实质的救助行动。

第二节 困难来电处理技术

一、什么是困难来电

每个人都有不擅长处理的问题,甚至来电者要求志愿者给出某个具体方法来帮助他们,大多数志愿者在最初接到这类电话都会感觉到不同程度的困难和无助,这给志愿者带来很大压力。下面介绍几种困难来电的处理建议。

二、常见困难来电的类型及处理

(一)沉默来电

1. 表现及原因　来电者不说话,但可以听到急促的喘息声或哭泣的声音。可能的原因有:缺乏讲话的勇气、情绪焦虑、对志愿者不信任、有人制止或威胁、试探求证。

2. 处理方法　无论哪种原因,志愿者都不用着急,可以尝试这样做:向来电者问候后,保持短时间的沉默,然后说"您好,电话已经接通了,我没有听到您的声音",等待一会后,如果对方仍然沉默,可以讲一些安慰和鼓励的话"您有问题需要帮助但是又不知道如何说起,别着急,慢慢来"。如果对方仍沉默,可以告知热线的目的及保密原则"我是××心理援助热线,我们的谈话内容是保密的,您可以放心"。如果来电者仍不讲话,重复表达你很关心来电者并愿意提供帮助"您发生什么事了?看看我能不能帮助您"。经过 1 分钟等待以取得来电者的信任,但如果在这期间来电者仍然保持沉默,可结束来电"可能您还需要时间想一想,我们的服务时间是 24 小时的,等您准备好了可以再打过来,现在我要挂电话了,再见!"

(二)骚扰电话

1. 表现及原因　编造各种理由欺骗或调戏志愿者;背景中有人在嘲笑来电者;或者有人提示来电者应该怎么说;或者一边讨论严肃的问题一边笑等。可能的原因有:无聊、取乐、不敢暴露真实的心理问题等。

2. 处理方法　接到这样的电话产生怀疑后,先保持平静的情绪,按正常来电对待,可以这样说"您能告诉我今天打热线电话的原因吗""您打这条热线是希望我能怎么帮您呢"等,确认是骚扰电话后,注意自己的态度,避免指责和批评,再挂断。从管理上来讲,对于骚扰电话可以记录或者用技术方式屏蔽,减少对热线服务的滥用。

(三) 索要建议

1. 表现　来电者询问处理某一情境的具体、直接的建议,如"告诉我怎么做"等。如果志愿者给予明确的意见或建议,将产生两种结果。

(1)志愿者告诉其可以试着如何去做。对于一部分来电者,志愿者的意见可能是他没有想过的,他接受了建议,可能确实帮助了他;也有可能来电者将成功归结于志愿者,而不是自己的行为。

(2)有些来电者不习惯为自己的行为负责,他们凡事问别人,如果志愿者的建议失败了,来电者可能将责任归咎于志愿者。

2. 处理方法　对于类似的来电者,真正帮他的不是解决某一个难题,而是鼓励他自己做选择。在接到类似电话时可以这样做:

(1)尽量不要直接给建议。

(2)强调来电者的独特性。如"每个人的做法都是不同的,结果也可能不同,我们讨论一下,看看有什么办法是最适合您的""人和人之间的差别很大,我的解决方式不一定适合您"等。

(3)可以用间接建议代替直接建议。如"有的人选择……,也有的人选择……,您能想想怎么做才最适合您的吗?"等。

(四) 无目的来电

1. 表现　来电者不清楚自己具体的需求或来电目的,提出许多问题,详细诉说自己的事情,内容分散,不能够说出具体需要什么帮助。

2. 处理方法　志愿者首先要提醒来电者关注具体问题,将通话限定在讨论一个问题上。如:"听起来您的生活中有很多问题,但是由于时间的关系,您看能不能选择一个最重要的问题来谈"等。来电者的话题可能会很分散,但通常内部是有联系的,可以试着寻找这样的联系并反馈给他,帮助其进一步了解自己的状态。

(五) 不愿意挂断的来电

1. 表现及原因　来电者不想让志愿者结束电话,甚至用自我伤害的行为相威胁。原因可能是寂寞、无聊、孤独、无人倾听、伤心或控制欲强,不希望由别人来决定结束时间等。

2. 处理方法　找出来电者要求延长谈话时间的原因,如果确实有必要,就再给他几分钟时间;如果没有明确的原因,向来电者解释并结束来电。接听过程中要保持足够的耐心与平静,果断结束电话的同时避免表现出冷漠与拒绝。

（六）反复来电

1. 表现及原因　在两周或数周内频繁拨打热线,而且没有明显的危机,多次来电反复诉说同一情况。可能的原因是感到孤独、无聊;来电引起志愿者的负性情绪,特别是受挫感;确实遇到难以解决的问题;志愿者认为无关紧要的问题,但来电者却认为是至关重要的问题;来电者未能做好解决问题及制订解决问题方案的准备。

2. 处理方法

（1）不要对来电者的来电动机进行质问,如"如果您不愿意做任何改变,为什么总是来电话?"等。

（2）忽视自己的挫败感,要知道志愿者不能解决所有问题。

（3）记录、寻求督导及讨论,了解来电者的需求并制订处理方案及对其相应的限制,必要时告知来电者。

（4）按照处理方案接听下一次来电。

（七）有特殊请求的来电

1. 表现及原因　来电者显示出对权威的挑战,要求心理专家接电话。可能原因是挑战志愿者或不愿意与志愿者谈话;认为志愿者的接线水平比专家低;来电者对志愿者的年龄、性别或经验有要求等。

2. 处理方法　努力保持开放和非抵触的方式,理解来电者的顾虑,但不要满足来电者所提的要求,如更换志愿者。向来电者说明志愿者能做什么和不能做什么,并尊重来电者的选择,如是否要继续与你通话,可以说"我们是不允许更换的,如果您想与我谈,我非常愿意帮助您,决定权在于您"等。

（八）被问及个人信息

1. 表现及原因　来电者回避谈论自己的问题,而是不断地询问志愿者个人信息,如年龄、婚姻状况、有无孩子以及个人能力等问题。可能原因:对志愿者身份好奇,不知道如何开始谈自己的问题,或对志愿者缺乏信任。

2. 处理方法　不过多回答个人信息,除非确实有必要。让来电者关注自身的需求,如"您有什么担心的吗?""请谈谈您的问题,是什么事情困扰着您呢?我很愿意帮助您"等。部分来电者会问及志愿者的资历及专业培训情况,可以回答"我们所有志愿者都是接受过严格培训的专业志愿者",要特别注意界限感,不与来电者做机构外的心理咨询,不与来电者建立热线咨询以外的关系。

(九) 辱骂性来电

1. 表现　直接对志愿者说出愤怒或讽刺的言语;用宣泄愤怒的方式来激怒志愿者,而不是专注于自身感受产生的原因;对志愿者的能力和技巧进行抱怨。

2. 处理方法　不要还以愤怒言语,这样会强化来电者的愤怒感受,可以运用的方法有:沉默技巧、说出来电者的感受、告知来电的界限、运用开放性问话方式,如"是什么让您这么愤怒""需要我怎么帮助您"等,在感觉通话不再有建设性意义时及时结束来电。

(十) 性骚扰来电

1. 表现及原因　言谈缺乏情感,或谈话内容与其情感不协调;讲话犹豫不决,使用类似"难为情"等词语;询问志愿者的个人问题,或问志愿者是否很寂寞;接通电话后保持长久的沉默或直接描述性行为和性器官;呼吸急促等。可能的原因:通过谈论性的问题,来电者从中获得精神或躯体上的刺激;让志愿者卷入来电者的性幻想中等。

2. 处理方法　对于确实有性困扰的来电者要给予真诚的帮助,主要集中在目前的问题和来电者的感受,并评估来电者的来电意图,可以说"您说您有关于性方面的困惑,能说说具体情况吗",婉转地解释热线的服务宗旨,让来电者为其谈话负责,或者将来电转介至其他合适的机构,如"这不是我们热线服务的范畴,我给您推荐其他机构"。相信自己的直觉,如果感觉很不好,结束来电。一般情况下,按照以上方式处理就好,关键是保护好自己,认识到此类来电不是针对志愿者,是来电者自身的问题。接听电话后,可与其他志愿者进行沟通舒缓情绪,不要将不适带出热线工作室,更不要将它带回家。

第三节　高危自杀来电的评估与干预

一、了解自杀

自杀是一个重要的公共卫生问题,我国每年大约有 28.7 万人死于自杀,至少有 200 万人自杀未遂。常见的自杀原因有:严重的抑郁、曾经企图自杀、承受巨大压力、生活处境困难、长期承受压力、和亲友之间的矛盾激烈。多数自杀者是因为在面对危机时既往的应对模式无效，其思维、感觉和行为受到局限，找不到解决问题的有效方式，将自杀视为解决当前问题的唯一方法。因此抓住矛盾情感是预防自杀最有力的工具。自杀者的高危时段持续约 24~72 小时，如果危机干预者能在此阶段敏感地识别出求助信号，为他们提供及时有效的心理支持，帮助他们找到解决问题和结束痛苦的方法，就可以协助他们渡过危机，从而阻止自杀。

二、自杀危机识别

1. 言语线索　来电者直接说"我不想活了！""我想自杀！"或者说"我不如死了算了！"等类似的言语；来电者没有明确表达自杀的想法，但是从其他的言语中能察觉到其有自杀的倾向，如"如果没有我，每个人都会过得很好""我再也无法忍受了，我的生活没有意义！以后我们都不会感到痛苦了！""我找到了一个解脱的方法"等；来电者谈论自杀或者拿自杀开玩笑，谈论自杀的计划，包括方法、时间、地点等，询问自杀的方式等。

2. 行为线索　行为上明显的或突然的改变，如退缩、冒险行为；情绪抑郁焦虑、睡眠或饮食问题；把事情安排得井井有条；经常发生意外；药物或酒精滥用等。

3. 现实因素　重大事故或疾病、近期内的丧失、无法摆脱的困境、与人隔绝、缺乏情感支持、容易获得自杀方式等，这些现实因素增加了自杀风险。

三、自杀危险评估

1. 自杀想法的评估　首先要注意沟通方式，表现出专业、冷静，先倾听来电者的诉说，如"您能和我说一说发生了什么事让您感觉这么痛苦吗"，当来电者表达痛苦、绝望的情绪时，再询问"在这种情况下，您有自杀的想法吗"，评估不能太晚，否则来电者已经实施自杀行为或正在实施自杀，就可能耽误了宝贵的抢救时机。

2. 自杀计划的评估　评估来电者是否有自杀计划，如果有，计划涉及哪些内容。如采取何种手段自杀、方法的致命程度、计划自杀的时间和地点等。总之，计划了解得越详细越好。

3. 评估有无自杀未遂史　自杀未遂史是自杀的危险因素之一，询问患者有过几次自杀未遂，致命程度，最近的一次时间、地点、方式，什么原因自杀，自杀后自己采取了哪些措施,自杀未遂后的想法和感受等。

4. 亲友有无自杀史 询问来电者的亲戚、朋友有无自杀者,尤其是有血缘关系的人。如果有,询问这些人自杀对来电者有什么样的影响。

5. 评估目前所经历的现实压力 比如"您认为这件事最糟糕的结果是什么? 如果出现最糟糕的情况,您会怎样做? 您觉得还有其他的办法和希望吗?"等。

6. 评估目前的支持资源,确定可用的资源 比如"您是不是和家人或室友生活在一起?""您日常大多数时间是单独活动还是与其他人在一起?"等。

7. 评估是否符合某一种或多种精神疾病诊断 有研究认为,94% 的自杀致死个案都存在精神障碍,而不同类型的精神障碍自杀的风险是不同的。

四、自杀危机的处理

1. 一般原则

(1)与来电者建立信任、和谐关系,给来电者情绪宣泄的机会,向他表达理解和关心。同理他的心情,接纳他的感受,避免责备怪罪。

(2)倾听来电者的叙述,接纳他。对无望、无助、无价值、自我隔绝和恐慌的感觉保持警觉。不要试图改变他内心的感受,不要试图改变他的观点,不要跟他辩论。相信他说的话,当他说要自杀时,应认真对待,评估自杀的风险,明确主要问题。

(3)来电者拨打热线就是寻求帮助的表现,告诉来电者他不再孤独,志愿者将和他一起探讨可选择的方法。

(4)发掘和利用来电者的优势以及可借助的外部资源,如对来电者具有支持作用的朋友、家人、机构、社会团体、个人信念等,让来电者明白自杀并不是解决问题的唯一方式。增加来电者自己解决问题的责任感和自我控制感。帮助来电者培养兴趣爱好、丰富生活、调节心情,使之增加对现实的眷念。

(5)对于可能再次出现自杀想法予以接纳,鼓励来电者意识到改变会慢慢到来,一切都会好转。协助制订行动计划,如写下可以提供帮助者的姓名和电话、鼓励话语的卡片等。以充满鼓励和希望的语言结束来电,同时提醒来电者可以再次使用热线帮助其应对自杀想法。

(6)对于有明显精神障碍或心理问题的来电者除要与家人联系外,还要强烈建议来电者及时就医,以保证安全。

(7)如果来电者有详细的自杀计划,即将实施自杀行为,应想办法让来电者去除自杀工具,转移到安全的地方,给予积极倾听,稳定其情绪,必要时请求协助者与其家人或其他机构联系。

2. 来电者已经实施自杀行为的处理

(1)保持冷静,将危机情况保持在自己可控范围之中,要有帮助来电者从危机中解救出来的信心。倾听并给予情绪宣泄,表现出对来电者安全状况的关注,传达给对方想要提供帮助的愿望。

(2)立即询问自杀时间、地点、方式、是否有自杀工具、伤害的部位与程度、目前身体状况等。如果是服药,还需要询问药物的名称、剂量、剩余药品等信息。根据以上信息,评估来电者是否需要到医疗机构进行救治或拨打急救电话。同时也可指导来电者进行自救,如催吐、包扎止血等。此外,高危来电需要多人协助,必要时转介专家。

(3)获得来电者家人、朋友的姓名及联系电话,努力取得联系,告知其来电者的情况,阻止进一步伤害行为发生。

(4)鼓励来电者在保证安全的前提下再次来电,与志愿者一起探讨引起自杀行为的原因,并寻求解决的方案。

(5)详细记录来电者信息并随访。

3. 工作后的自我情绪缓解 志愿者在接到高危自杀来电时,难免会表现出紧张、害怕、受挫感等负面情绪,因此作为危机干预者要学会处理好自己的情绪,及时调整自己的工作状态并提升专业技能,必要时寻求专业督导。

第四节 哀伤来电的处理

一、丧失的类型

丧失指失去,但不一定是完全失去。常见的有失去亲人、朋友、宠物、财物;失去肢体、健康,还有友谊的丧失、权利的丧失、地位的丧失等。丧失可大致分为以下几种。

1. 主观性丧失 指客观上可能没有觉得不好,但因为个人认知、观念、文化、国情等因素的影响而对来电者是很严重的一种丧失,如话没说好别人觉得没什么,但来电者觉得丢脸了,觉得失去梦想、失去信任等。

2. 情感的丧失 指原来拥有的爱情、亲情、友情或者其他亲密关系不复存在,如夫妻离异、父母与孩子的分离、失恋等。丧失的不是物,而是一种关系,情感的寄托,会导致来电者产生不确定感与不安定感。

3. 可能性的丧失 指失去未来的可能。比如没法进入喜欢的专业学习,失去的是找到好工作的机会;又如丢了面子,可能给他人的印象就没那么好了等。所以可能性丧失对于当事人来说是一种非常大的丧失,因为本人赋予其太大的可能性。

4. 身体的丧失 指失去身体的器官或组织,比如地震中失去了肢体;还有些身体的隐性丧失,如失去听力、失去嗅觉、失去生育能力等。

5. 生命的丧失 亲人、朋友等生命的丧失对每个人的影响都非常大,有一去不复返的特点,并且没有办法挽回,往往给来电者带来极大的痛苦,这中间要经历哀伤的过程。因此,志愿者要做的就是指导来电者如何渡过哀伤期,如何避免形成创伤。

二、哀伤的反应

丧失可能导致哀伤反应。哀伤是指人在失去所爱或所依附的对象(主要指亲人)时所面临的境况,这境况既是一种状态,也是一个过程。

1. 感知觉方面 出现悲哀、愤怒、内疚与自责、焦虑、孤独感、疲倦、无助感、惊吓、苦苦思恋等,甚至会出现解脱感、轻松、麻木这些看似不正常的情感,实际上也是正常现象。

2. 认知方面 不相信已经发生的事实。如感觉逝者依然存在,常常觉得自己对逝者不够好,或者对不起逝者,或是没能阻止悲剧的发生等,认为都是因为自己不好才会被抛弃、被遗弃。

3. 行为方面 失眠、食欲下降、心不在焉、哭泣、坐立不安、萎靡不振、不愿意谈论、故地重游、睹物思人、珍藏遗物等。也有人在愤怒的情绪状态下,出现毁坏物品、攻击自己或他人的行为。

三、哀伤的五个阶段

1. 否认 "这不会发生在我身上"是哀伤发生的第一反应。表现为在熟悉的地方寻找丧失的人或物,或者依然留着那个人的座位,或者假装他们还住在那里,没有哭泣,没有接受甚至没有意识到失去。

2. 愤怒 "为什么是我",想反击或者报复。如果是面对死亡,可能会对死者感到愤怒,指责他们不应该抛弃自己而离去。

3. 讨价还价 经常发生在失去之前。想与要离开的那一方做交易,或者想要去与"神"讨价还价,去改变失去的内容,乞讨、许愿、祈祷他们回来。

4. 消沉 强烈的无助、沮丧、痛苦、自我怜悯。对人的哀悼压倒了一切希望、梦想和未来的计划,变得没有行动力,自暴自弃。

5. 接受 哀伤的最后一个阶段。意识到离开并不是他们的错,开始寻找安慰和疗愈。接受和妥协是不一样的,妥协是默默地忍受,而接受是即使现在不相信,但心里知道是真的,有了继续生活的目标和动力,变得坚强。

四、哀伤来电的处理

1. 澄清事实,承认丧失 对那些有丧失但一直否认的来电者进行现实性检验,帮助其接纳丧失或者离开的事实,使其面对真实的丧失。

2. 宣泄哀伤,完成告别 志愿者和来电者建立良好的信任关系,提供安全稳定的倾诉环境,可以利用空椅子技术、角色扮演等方式给来电者提供可以诉说的机会,表达对丧失的爱与恨,可能会伴随强烈的情感体验,但这是接受分离的过程。倾诉后可以通过一系列的仪式活动,如追悼、写信、写回忆录、祈祷等方式完成对丧失的告别,这对于来电者有很强的心理修复功能,协助来电者面对分离。

3. 寻找情感平衡,探讨适应 经历丧失的人除了心理状态发生改变外,所带来的一系列环境和社会性改变也是需要志愿者和来电者共同探讨的话题。当来电者不能接受这种改变而难以适应时,志愿者应帮助其寻找情感平衡,重新适应新的生活。

4. 修复内外环境,重建自我 引导来电者正确看待问题,停止自责与怨恨,积极正面地看待自己。另外,可以通过利用亲友支持、团体活动等社会资源,以及有类似经历的人分享相关体验等途径,帮助来电者尽快从哀伤中走出来,开始新的生活。

第五节　特殊来电的处理技巧

一、向政府提供管理建议的来电

不论来电者是抱怨,还是在充分了解国家政策、地方法规、各地情况,确实能提供切实有效的举措的情况下,首先应考虑的是来电者有深层次的需求未被满足。尤其是抱怨国家、抱怨政府的人,可能是因为期望不合理、缺乏自信和行动力、情感表达不当而出现焦虑、担忧、恐惧等不良情绪。作为志愿者首先要肯定来电者忧国忧民、为国家前途和命运担忧的积极态度,为来电者提供倾诉的机会,耐心倾听,鼓励来电者说出自己的顾虑和担忧,从而舒缓其情绪。

对于反复抱怨者应引导其看到人和事积极阳光的一面,采用恰当的表达方式来倾诉。对于真正有合理建议的人,可以指导来电者通过以下合理、合法途径向政府提出建议:

1. 将意见向来电者所在辖区的人大代表反映,由他们代为转达。

2. 每级政府均设置了意见箱和网上意见箱,可以通过此类途径提出意见和建议。

3. 政府公布的接待日,直接面对面合理表达诉求。

对于确实紧急、合理有效的意见和建议及时记录,通过心理援助热线管理人员向上级汇报。

二、给当前危机提供帮助的来电

在突发公共事件中,会有许多热心的群众打来电话,表示可以提供物资、医疗资源等方面的援助。在个人层面上,慈善捐助意愿的高低会受到人格特征的影响,善解人意的、友好的、愿意为了别人放弃自己利益的来电者,可能有更高的慈善捐助意愿。因此对于愿意为当前危机提供帮助的来电,首先要表示感谢,肯定来电者助人为乐的高尚行为;然后了解来电者可以提供什么样的援助,根据不同类型介绍可接受捐助的途径和方法,必要时提供政府权威部门的捐助电话或网络链接。但对于可行性、有效性不高的来电,应耐心解释劝说,鼓励来电者采用其他方式帮助他人。

第六章

突发公共卫生事件的身心防护

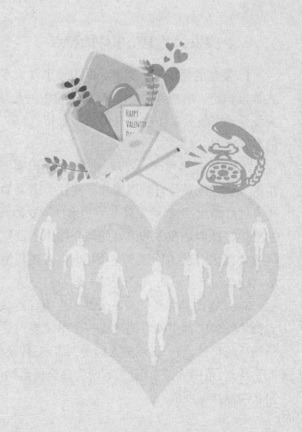

第一节　概　　述

一、突发公共卫生事件的概念和分级

突发公共卫生事件（public health emergency）是指突然发生，造成或者可能造成社会公众健康严重损害的重大传染病疫情、群体性不明原因疾病、重大食物和职业中毒以及其他严重影响公众健康的事件。按照突发公共卫生事件的性质、严重程度、可控性和影响范围，可分为四级：Ⅰ级（特别重大）、Ⅱ级（重大）、Ⅲ级（较大）、Ⅳ级（一般），分别对应红色、橙色、黄色和蓝色预警。

二、突发公共卫生事件的特点

1. 发生的突发性　突发公共卫生事件大多发生突然，往往没有征兆或征兆难以识别。有些事件如贮存和运输中的化学毒物泄漏，常常在瞬间发生。突发性是突发公共卫生事件的最基本特点，是区别一般卫生问题或卫生事件的显著标志。

2. 原因的多样性　物理、化学、生物因素等均可引起突发公共卫生事件，洪涝、地震、风暴等自然因素和某些社会因素如罢工等，也可引起突发公共卫生事件。因此，引起突发公共卫生事件的原因具有多样性，而且每一种突发公共卫生事件均是在多种因素的综合作用下发生的，如病原体是引起传染病事件的生物学因素，但不是唯一因素，只有在其他物理、化学甚至社会经济因素的共同作用下才可能引起传染病暴发或流行。

3. 危害的群体性　突发公共卫生事件造成的危害往往同时波及多人，具有群体性。中毒事件可能造成一个单位多人受害；环境污染事件则可能使污染物蔓延扩散，整个区域的人群受到影响；传染病事件则呈现更加复杂的流行病学特点，范围大波及面广，有时会在全国范围内流行，甚至超出国界，如新型冠状病毒肺炎疫情。

4. 影响的社会性　突发公共卫生事件不仅仅是卫生事件,也是社会事件,通常会造成较大的负面影响。2003年的SARS疫情、2008年的三聚氰胺奶粉事件、2009年甲型H1N1流感疫情、2014年新疆维吾尔自治区和田地区地震等均造成广泛的社会影响,对社会、经济甚至文化,对人们的生产、生活甚至习惯等均有重大影响。

5. 发展的阶段性　突发公共卫生事件的实质是社会危机,其发生、发展具有阶段性,在不同的阶段有不同的特征。

(1)事件酝酿期:即先兆期,事件的发生都是从渐变、量变,最后才形成质变,而量变是事件的成型与暴发,因此潜在危机因素的发展与扩散是危机管理的重要阶段。

(2)事件暴发期:即发生期,突发公共卫生事件以某种显性方式突然出现,往往是多个因素动态发展的显性结果,对社会,特别是对公众健康造成严重损害。

(3)事件扩散期:突发公共卫生事件发生后如果不能立即处理,事件的波及范围和强度将会扩大或加重,其表现形式就是事件的流行病学分布的变化。

(4)事件处理期:为事件发展的关键阶段,处理得当与否决定其发展变化及结局。应建立健全高效的应急机制,及时进行专业处理,对事件进行有效管理等。

(5)处理结果与后遗症期:经过应急处理后,事件得到解决,对社会的影响消除。但事件仍会存在后遗症,无效或不及时的处理有可能使残余因素死灰复燃,重新进入新一轮酝酿期。

实践证明,突发公共卫生事件处理的最佳时机是酝酿期或暴发期初期,越早越好,即早发现、早报告和早处理,将事件消灭于萌芽阶段,或事件一出现就被及时控制。

第二节　个人防护知识

突发公共卫生事件因具有突发性、群体性,对公众的身体健康和生产生活产生巨大的威胁,同时对经济发展和社会稳定有着重大影响。因此,了解相应的预防措施和应对方法,能有效遏制事件暴发和扩散,帮助事件得到有效控制。现列举几种常见突发公共卫生事件相关的防护知识。

一、传染病

传染病的流行主要包括三个基本环节:传染源、传播途径、易感人群,当出现因传染病引起的公共卫生事件时,应采取以下防护措施。

1. 普通大众的防护

(1)正确识别躯体症状:通过了解疾病的症状、临床表现,准确识别,避免因不了解疾病特征导致延误治疗或过度担心患病而引起恐慌和焦虑。

(2)采取恰当的防护措施:不同传染病有不同传播途径,如呼吸道飞沫传播、接触传播、蚊虫传播、粪 - 口传播等,切断传播途径,可有效遏制疾病的传播。

(3)主动报告,及时就诊:出现不适时,主动向社区、医院报告,配合专业机构寻找传染源,做好调查研究。避免乘坐公共交通工具,以防在就医途中感染他人。

2. 医务人员的防护 当出现传染病突发公共卫生事件时,医护人员应听从医院的统一安排与调配,根据传染病类别和主要传播途径,采取相应的防护措施,实施双向防护,既要防止疾病从病人传至医护人员,也要防止疾病从医护人员传至病人。传染病的三级防护标准如下。

(1)一级防护(标准防护):适用于发热门(急)诊的医务人员。

1)严格遵守标准预防的原则,遵守消毒、隔离各项规章制度。

2)工作时应穿工作服、隔离衣、戴工作帽和防护口罩,必要时戴乳胶手套。严格执行洗手与手消毒制度。

3)下班时进行个人卫生处置,并注意呼吸道与黏膜的防护。

(2)二级防护(加强防护):适用于呼吸道传染性疾病留观室、隔离区的医务人员。

1)严格遵守标准预防的原则,根据传染性疾病的传播途径,采取相应的隔离措施,并严格遵守消毒、隔离各项规章制度。

2)进入隔离区和专门病区的医护人员必须戴防护口罩,穿工作服、防护服或隔离衣、鞋套,戴手套、工作帽。严格按照清洁区、半污染区和污染区的划分,正确穿戴和脱摘防护用品,并注意呼吸道、口腔、鼻腔黏膜和眼睛的卫生与保护。

(3)三级防护(额外防护):适用于为病人实施吸痰、气管插管和气管切开的医护人员。除二级防护外,还应当加戴面罩或全面型呼吸防护器。

二、中毒

中毒是最常见的突发公共卫生事件类别之一。有数据表明,中毒事件发生频繁且危害大,每年中毒事件数约占突发公共卫生事件总数的25%以上,死亡病例数占突发公共卫生事件死亡病例总数的60%以上。因此,掌握有效的防范措施和应对方法可以减少中毒事件的发生,为抢救生命赢得时间。

1. 症状　发生食物中毒和毒物中毒时,轻者会出现消化道症状如恶心、呕吐、腹痛、腹泻等症状,严重者可能会有抽搐、神志改变、呼吸抑制,甚至昏迷、休克等。

2. 预防

(1)从正规渠道购买新鲜和安全的食物,不食用来源不明的食物。食物应妥善保存,避免被污染。不吃腐烂、霉变、过期的食物。

(2)不乱吃陌生的植物及野生动物。

(3)生食、熟食分开放置,处理生、熟食的案板和刀具也要分开,避免污染。

(4)若非必需,家中不备鼠药、农药等毒物。如必备毒物,毒物须有明显标识,严格按照说明书使用。与食物分开放置,妥善保管,不可让儿童触碰到。

3. 应急措施

(1)催吐:出现中毒症状后,及时用手指伸向喉咙深处,刺激咽喉后壁、舌根,进行催吐,尽可能将胃内容物排出。心脑血管疾病患者、老年人、孕妇及儿童应避免使用该方法。对腐蚀性毒物中毒者不宜催吐,以免引起消化道出血和穿孔。

(2)毒物中毒时应切断毒源:撤离中毒现场,转移到空气新鲜的地方;及时脱去被污染的衣服,清理皮肤上的毒物。

(3)及时就医:食物中毒者应封存并携带可疑食物至医院,毒物中毒者及时向医务人员提供引起中毒的毒物名称、剂型、浓度等信息,最好携带中毒毒物的标签去医院,以争取抢救时间。

(4)若突发大量人群中毒事件,应立即报警。

第三节 普通大众常见心理反应与处理

突发公共卫生事件常突然发生、情况紧急,对健康可能造成严重的影响,大众因缺乏相关的应对知识和心理准备,加之媒体宣传、社会舆论等外界力量的推动,往往容易出现各种心理问题,通过心理援助热线等方法,可以有效地帮助普通大众渡过危机。

一、常见心理反应

1. 认知方面 注意力不集中,记忆力下降,过分关注身体的感受,将身体的不舒服与突发公共卫生事件联系起来。

2. 情绪方面 面对突发事件,出现明显的紧张、焦虑,担心事件对自己有影响,有对于未知事件的恐慌;因生活秩序被打乱会表现烦躁、易激惹或兴趣下降、闷闷不乐等。

3. 行为方面 回避、逃避一些信息或场景;过度关注突发公共卫生事件相关的信息;反复洗手、过度消毒、回避社交、生活懒散、行为冲动、坐立不安等。

4. 躯体反应 可出现头晕、恶心、食欲缺乏、腹痛腹胀、心慌胸闷、尿频尿急、肌肉紧张发抖、出汗、四肢酸痛、乏力、睡眠差(入睡困难、睡眠浅、多梦易醒)等。

二、处理方法

1. 接纳与共情 通过澄清、正常化、具体化等方式,引导来电者说出自己的感受,带有同理心地倾听,体察来电者内心的感受。例如焦虑的民众来电时,可将其焦虑情绪正常化,告知这不是特例,这是在应对突发公共卫生事件时最常见的反应之一;将焦虑情绪功能化,如焦虑的时候可以增强人的警觉意识,加强自我防护,能够保护自己减少伤害;将焦虑情绪具体化,如"您具体焦虑的是什么呢? 可以举个例子吗?"等,询问焦虑的具体原因以及对其造成的影响。通过接纳与共情,帮助来电者舒缓情绪,与来电者建立信任关系。

2. 明确目标 志愿者应明确来电者的求助目标,如"您希望我在哪方面帮助到您?"或"您刚才说了这几个方面的问题,您觉得哪个问题是最困扰您的?"等。明确具体求助目标后,集中精力解决具体目标问题,例如接听焦虑来电者的来电时,可以询问"您目前的焦虑大概有几分(10分制,0分一点也不焦虑,10分极其焦虑无法忍受)""您焦虑的时候,都用过什么方法去应对?""这些方法在多大程度上解决了您的焦虑?""您用过的这些方法里面最有效的是哪个?"等。

3. 探索资源　寻找来电者的优势资源,与其共同探讨解决问题的方法,如"您以前尝试过什么方法? 有什么效果? 想不想尝试一些新的方法?""如果没有突发事件,这时候您都在做什么呢?""如果事件结束了,您想去做些什么?"等,帮助来电者增强内在力量感,重新获得掌控感。

4. 指导心理调适的方法

(1)放松训练:呼吸放松、肌肉放松、正念冥想、蝴蝶拍、安全岛等。

(2)运动:选择适合自己的运动方式,如瑜伽、慢跑、健身操、广场舞等,在身体能适应的范围内保持每周3~4次,每次30~40分钟,以身体微微出汗为宜。

第四节　特殊人群常见心理反应与处理

一、事件当事人

1. 常见心理反应

(1)情绪反应:恐惧、担心、无助、悲伤、内疚、自责自罪。担心事件会再次发生,害怕自己和亲人再次受到伤害;觉得自己太脆弱、不堪一击,对未来的无助感;面对事件造成的伤亡和损失感觉难过、悲痛;觉得自己没有帮助到其他人而出现内疚和自责情绪。

(2)躯体反应:易疲倦、四肢抽搐发抖、呼吸困难、肌肉酸痛、入睡困难等。

2. 处理方法

(1)建立关系:建立和保持良好的沟通,相互信任,有利于协助当事人心理稳定,改善人际关系。

(2)提供心理支持:应用倾听、共情、鼓励、保证、疏导等方法给予当事人心理支持,必要的时候进行转介。

(3)建立社会支持系统:事件发生后,既往的应对方式不足以抵御伤害,应加强建立与完善社会支持系统,帮助当事人渡过危机。

(4)改善认知:帮助当事人正确认识已经发生的事情,不是某个人的错,更是不可逆转的,鼓励其接受当前不利的处境,分析危机事件的性质和后果,纠正不合理的认知,使其重新获得安全感和信赖感。

二、遇难者亲属

1. 常见心理反应

(1)躯体表现:持续的身体痛苦的感觉,如喉咙发紧、胸闷、四肢无力、心跳异常、嚎哭等。

(2)情绪反应:陷入无比悲痛的情绪中;会有内疚,恨自己没有能力救出亲人,希望死的人是自己而不是亲人;会因为自己活着而有罪恶感等。

(3)认知障碍:因为过度思念亲人而出现幻听或幻视;因严重的自责自罪观念出现精神崩溃,甚至出现自伤、自杀的倾向。尤其是与遇难者关系越亲近的家属症状越明显。

(4)行为表现:社会退缩、对外界事物失去兴趣、珍藏遗物、过度活动、哭泣、自杀自伤等。

2. 处理方法

(1)志愿者首先要建立关系,耐心倾听,鼓励遇难者家属用言语表达内心感受和对遇难者的回忆,让其知道有人理解他、帮助他渡过悲伤的时段。

(2)志愿者向其传递积极乐观的精神,鼓励其参与各项社会活动,帮助其发现生活中有意义的事情,有效转移注意力。

(3)帮助其寻找资源以获得家庭亲友的关心与支持、社会各界的热心援助,这些强有力的社会支持系统能使遇难者家属产生被理解、被关爱的感受。

(4)对于失眠多梦、严重抑郁或焦虑不安者,心理援助热线志愿者应及时进行转介,促使其尽快改善睡眠和情绪问题。

三、被隔离者

1. 常见心理反应

(1)认知方面:灾难化负性认知,认为情况会越来越糟,一切再也不会好起来,觉得没有希望;否认疾病,觉得不公平等。

(2)情绪反应:对于突如其来的人身自由受限制,表现出恐慌、不知所措;

对身体的担心和焦虑、对死亡的恐惧；愤怒，指责引起事件发生的相关人员；被隔离引起的孤独和无助感等。

（3）行为表现：过分关注自己的身体；反复要求检查、反复洗手消毒，甚至有冲动行为。

（4）躯体反应：食欲缺乏、失眠、原有呼吸道、消化道等症状加重。

2. 处理方法

（1）志愿者应帮助被隔离者接纳环境的改变和身心的改变，鼓励其花时间熟悉新的身份、新的环境、新的制度、新的权利和义务。

（2）鼓励被隔离者即使在隔离的空间内，依然保持与外界的沟通，规律作息、健康饮食，保证营养均衡。

（3）志愿者应告知权威发布的消息，帮助被隔离者理性获取内、外部资讯，避免不必要的恐慌。

（4）帮助被隔离者寻求社会资源，获得社会支持。

（5）告知其简单的体育运动、呼吸放松、冥想等可以舒缓情绪的方法。

第五节　医务人员常见心理反应与处理

突发公共卫生事件发生后，医务人员会立刻投入到救援工作中去，由于职业的特殊性，在面对生命安全受到威胁、持续高强度的工作、社会和政府等各方面的压力、惨重的伤亡情况时，他们也会出现一系列的心理问题。

一、常见心理反应

1. 认知层面　因长时间注意力高度集中，紧张、疲劳会导致注意力、记忆力下降，思维能力和决断能力也会受到影响。另外，医务人员存在高暴露风险，常常出现疑病现象。

2. 情绪层面　最常见的情绪反应是恐惧。当突发公共卫生事件无法控制、无法给予患者有效帮助时，会有强烈的自责、无助、挫败、委屈、愤怒和绝望等。

3. 生理层面　出现肌肉紧张、坐立不安、食欲缺乏、入睡困难、失眠多梦，甚至是过度亢奋。

4. 行为层面　有些人因过于焦虑而表现为不爱说话或多话,有些人因担心疾病传染而反复洗手,有些人因过度紧张、抑郁而表现为食欲缺乏,部分医务人员甚至拒绝合理休息等。

二、处理方法

1. 加强培训　进行感染防控知识、专科业务技能、心理危机干预等培训,提高突发公共卫生事件的心理应对能力,是缓解医务人员焦虑的有效应对措施。

2. 改善认知　面对突发公共卫生事件,在新的工作环境和岗位中,重新评价自己,充分利用团队的力量,告诉自己不是孤军奋战,要树立信心。

3. 疏解不良情绪　进行预防性晤谈,公开讨论内心感受;通过放松训练、正念减压技术调适心情;写情绪日记,通过审视自己的情绪和想法,采用更加有效的应对方法。

4. 优化人力资源配置　建立疲劳管理计划,合理调整工作排班,保证饮食和睡眠,减轻工作压力。

5. 加强后勤保障　为医务人员及其家庭提供强有力的支持,尽量保持与家人和外界联络、交流。

6. 寻求专业帮助　如出现失眠、情绪低落、焦虑时,应寻求专业的心理健康服务,可拨打心理援助热线或前往心理咨询机构等。

第七章

心理援助热线常见案例及应答思路

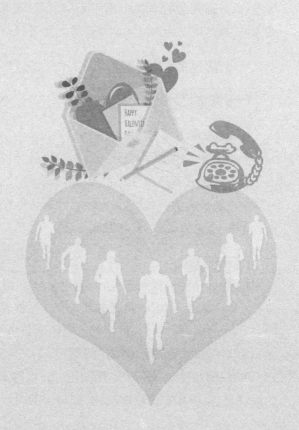

第一节 常见案例及应答思路

心理援助热线作为公益服务热线,以其在卫生健康行业的权威性、沟通的便捷性和解答的有效性已经获得了大众的信任和认可,成为了大众与各相关部门之间的桥梁,不但有利于安定大众心态,同时亦向社会展示了心理健康教育的价值和作用。

全国应对疫情心理援助热线是为了落实国家相关政策,做好防控新型冠状病毒肺炎疫情社会心理服务工作而设立的。自开通以来,接听了来自四面八方的来电,来电者包括普通大众、确诊患者、疑似患者、患者家属、医务人员等等,以普通大众的一般情绪问题和新冠肺炎相关问题咨询比较常见,本节以此为例,对热线中的常见案例及应答思路进行整理、归纳与说明。

一、常见的情绪问题

(一)焦虑、恐慌

> **【典型案例】**
>
> 刘女士,疫情期间曾接触过武汉的朋友,目前居家隔离,对于自己是否会感染新冠病毒感到焦虑不安、非常恐慌。大部分时间都在自我怀疑,通过各种途径获取疾病知识,不断找证据证明自己是否感染,睡眠质量差,食欲下降,失去控制感,有时候很崩溃。

【应答思路】

1. 保持良好的接听态度,与来电者建立初步关系,如"您好,这里是全国应对疫情心理援助热线,请问有什么可以帮您呢?"

2. 带有同理心地倾听,接触来电者深层情绪,使用如"我能体会到您的焦虑"或"听得出来,您特别焦虑"等语言。

3. 共情与接纳,将焦虑情绪正常化,告知来电者这不是特例,这是最常见的反应之一;将焦虑情绪功能化,如焦虑的时候可以增强人的警觉意识,加强自我防护,能够保护自己减少感染。

4. 明确来电者的求助目标,使用如"您希望我在哪方面帮助到您"或"您刚才说了这几个方面的问题,您觉得哪个问题是最困扰您的"等语言。

5. 明确具体求助目标后,集中精力解决具体目标问题,如:

◆ "您目前的焦虑大概有几分? (10分制)"(量化)

◆ "您具体焦虑什么呢? 可以跟我举个例子吗?"(具体化,寻求原因)

◆ "您觉得您现在的这个状态对您造成了哪些影响呢?"(评估影响)

◆ "您焦虑的时候,都用过什么方法应对?"(寻找资源)

◆ "这些方法在多大程度上解决了您的焦虑?"(评估资源有效性)

◆ "您用过的这些方法里面最有效的是哪个?"(寻找最佳资源)

6. 寻找来电者的优势资源,与其共同探讨解决问题的方法,使用如"您以前尝试的方法现在效果欠佳? 想不想尝试一下其他方法呢?"等语言。

7. 提供稳定化技术指导,如呼吸放松练习、健康冥想、全身扫描放松法、蝴蝶拍等,引导其付诸行动。

8. 科普新冠肺炎相关知识,告知正确获取信息的方式和途径。

9. 总结,结束来电。

(二) 无助、无奈、耗竭、失望、绝望

【典型案例】

张女士,两个孩子的妈妈,离异状态,家里还有父母,独自一人照顾老人及小孩,每天很努力,但疫情期间小孩感冒,有深深的无力感,觉得没有依靠,感觉自己无力支撑下去,害怕自己一下子瘫下去,对未来有非常强的不确定感,很失望,也很绝望。

【应答思路】

1. 保持良好的接听态度,与来电者建立初步关系。

2. 带有同理心地倾听,关注来电者的自我层面,了解其为什么认为自己差劲,为什么失去控制感。

3. 共情,安抚来电者的情绪,使用如"您独自一人照顾老人与小孩,肯定特别不容易"等语言。

4. 赋能,积极挖掘来电者的优势资源、能力及社会支持因素,使用如"您觉得支撑您的力量是什么"等语言。

5. 及时给予肯定和鼓励,使用如"您在这种情况下,能照顾好一家人的生

活起居,说明您很能干"等语言。

6. 鼓励来电者自己寻找解决问题的方法,并与之讨论其可行性。

7. 总结,结束来电。

（三）愤怒

【典型案例】

李女士,因为疫情期间看到感染病例的数字每天在上涨,表示愤怒,认为国家和政府不作为,来电时情绪较激动,对国家和政府不满。

【应答思路】

1. 保持良好的接听态度,与来电者建立初步关系。

2. 认真倾听,给予一定时间让来电者倾诉与发泄情绪。

3. 使用同理的语言,对来电者不做道德与价值的评判,避免使用"我觉得,我认为",鼓励使用"您觉得,您认为"等语言。

4. 识别并理解来电者愤怒背后的情绪,如不被尊重、被排斥、被视为异常、不被接纳等,适时安抚来电者情绪。

5. 识别不合理想法,引导来电者换角色、换角度理解问题,多关注正面信息。

6. 总结,结束来电。

二、压力或焦虑引起的躯体症状

躯体症状可表现为:咳嗽咽痛、呼吸困难、胸闷、胃肠问题、头晕脑涨、乏力、心跳加速等。

【典型案例】

李女士,自疫情暴发以来,变得非常担心,每天花大量的时间关注新闻,害怕被感染,在家经常觉得头晕头涨、乏力、胸闷难受、坐立不安。

【应答思路】

1. 保持良好的接听态度,与来电者建立初步关系。

2. 倾听,询问来电者的躯体不适,尽量详细,使用如"您刚刚提到的胸闷难受,可以举个例子具体描述一下吗？"等语言。

3. 评估来电者的躯体不适,排除器质性问题,使用如"您以前有没有出现过类似的症状？有没有去医院做过相关的检查？"等语言。

4. 排除器质性问题后,予以情绪安抚及心理疏导,告知来电者躯体不适与压力及焦虑状态有关。

5. 与来电者共同探讨缓解压力的有效方法,使用如"您每次遇到这种不适时有采取什么方法应对吗? 是否有效? "等语言。

6. 必要时提供缓解压力的方法,如呼吸放松训练、全身扫描放松法等。使用如"您以前尝试的方法好像有些不太奏效,您是否愿意尝试一下新的方法呢? "等语言。

7. 与来电者共同探讨尝试新方法的可行性,引导其付诸行动。

8. 总结,结束来电。

三、一般精神心理问题

【典型案例】

王先生,自新冠疫情以来,过分关注自己的体温,自觉体温高,每天量体温 6 次以上,体温波动在 36.2~37.2℃之间,已去医院发热门诊就诊,核酸检测结果为阴性,但仍担心自己的体温。前几天在妻子的劝说下去看了心理医生,被诊断为焦虑障碍,医生建议他服用抗焦虑药物。但王先生认为心理医生没有很详细地询问自己的情况,就匆匆诊断。王先生仍坚信自己身体出了问题,不是心理问题,不接受焦虑障碍这个诊断,害怕自己接受这个诊断后走不出来,永远也好不了,也不愿服药。昨天王先生来电咨询过,并已转介给专家,今天王先生再次来电求助。

【应答思路】

1. 保持良好的接听态度,与来电者建立初步关系。

2. 倾听并了解来电者昨日转介专家后的情况。

3. 评估、确定来电者的需求。

4. 共情与接纳,告知疫情期间人们会出现应激反应,情绪上有些担心、焦虑是可以理解的。

5. 解释人体正常体温的范围并指导正确监测体温的方法。

6. 澄清医生诊疗流程。

7. 指导来电者转移注意力,给予相关的健康指导,如按时服用药物、复查等。

8. 询问来电者是否需要转介专家,需要时进行转介。

9. 如不需要转介,评价来电效果,总结,结束来电。

第二节 典型案例接听过程展示

【案例介绍】

李女士,56岁,浙江人,咨询自己是否患新冠肺炎,经志愿者询问和了解发现,其困扰的真正原因并非新冠肺炎,而是现实原因,即经济问题、睡眠问题、情绪问题。

一、接听过程

1. 初期阶段 建立关系、明确问题。

志愿者:您好,这里是全国应对疫情心理援助热线,请问有什么可以帮您呢?

来电者:是这样的,最近因家人出现咳嗽症状,我需要在家隔离14天。隔离期间我出现了头晕、胸闷、全身难受的症状,我现在非常害怕,我很担心……我是不是也得了新冠肺炎?

志愿者:请问怎么称呼您呢?

来电者:我姓李。

志愿者:李女士,您在隔离期间出现头晕、胸闷的症状,感到全身难受,所以担心自己感染新冠肺炎病毒,是吗?

来电者:是的。

志愿者:为了更好地帮助您,我需要知道更多的细节,那我现在问您几个简单的问题,可以吗?

来电者:可以。

志愿者:您最近半个月有没有去过武汉及周边地区,或与武汉及周边地区人员接触过? ……(询问流行病学史)

来电者:没有。

志愿者:您有没有发热或其他不舒服?

来电者:没有。

2. 中期阶段 专注倾听、了解情况,建立关系、提供支持,澄清事实、确定诉求,寻找资源、解决困扰。

志愿者:目前是综合分析流行病学史和临床表现,来诊断新冠肺炎。根据您的描述,您没有疫区接触史,暂时也没有发热,可以在家里先观察几天。您在这次疫情之前有没有出现过头晕、胸闷、全身不舒服的症状呢?

来电者:有的。我之前一直有神经官能症,也偶尔有头晕、胸闷的症状。但是这次被隔离之后感觉加重了,之前也没有全身不舒服,看到新闻说有基础疾病更容易感染,就开始紧张担心了。

志愿者:嗯,您刚刚说自己有神经官能症,据我所知这个疾病也常常引起很多躯体不适,您现在的这些不舒服可能跟神经官能症有关,我不知道这样理解对不对?

来电者:是的。我一直身体都不太好。最近不能出门,给我的生活带来了很大的困扰……哎……年纪大了不中用了。

志愿者:您刚刚说自己年纪大了,您多大年龄,家在哪里啊?

来电者:我家是浙江的,今年 56 岁。

志愿者:听上去您最近的压力挺大的,遇到这么多事情,有情绪上的波动,也有身体上的不舒服。我能感受到您其实很认真在思考如何走出现在的这个困境,对吗?

来电者:是的,经济上的压力最大,真的希望国家能帮助我们,不然就要面临信贷危机,为生计发愁。心理上承受着巨大的压力,我整夜睡不着,也吃不下东西,全身各种不舒服,还不能表露出来,我也觉得自己精力不足,但暂时没有更好的办法。

志愿者:是的,遇到这些压力的时候很多人都会出现跟您一样的反应。您希望能够更好地解决现在的问题,这很好。您看国家也出台了一些政策帮助企业复产复工,您所在的地区也会出台相关政策,我觉得您应该也关注到了,对吗?

来电者:是的。我对这些政策特别关注。

志愿者:您周围有没有什么人可以求助?

来电者:我觉得其实还是有希望的,我可以先找亲戚朋友暂时借一点,来年开工了就会好一点。跟去年对比,想着今年可能只能勉强养家糊口,有点难受。

志愿者:嗯,现在处在这种特殊环境中可能会有很多的不适应,我们都一样,可能会出现各种身体上的不舒服、情绪上的不适应,这些都是很正常的,也是可以理解的。我能感到这件事给您内心带来了很大的影响,能说说是什么感受吗?

来电者:我很无奈,每天都很紧张……其实是这样的,我家里是做生意的,借了很多贷款,现在无法营业,不能做生意,我觉得我还不起贷款了,不知道怎么办? 这疫情什么时候结束呢? 我们什么时候才能开门做生意? 这些事情想多了,我就更加头痛、难受,再加上家里人有咳嗽的症状,我很担心他们得了新冠肺炎,更担心自己也得了新冠肺炎,真的是无奈,也不敢跟家里人说我不舒服,担心增加他们的心理负担。我尝试着想各种办法,但是现在还没有头绪……

志愿者:其实您想得挺周全的,您有自己的主意,这很好啊。好好地调整一下作息规律,这样可以帮助您更好地适应现在的生活,睡眠、心情慢慢地也会好一些。您不妨尝试娱乐一下,找点自己喜欢的事情做。同时也要学会关注权威媒体的新闻,不信谣。

来电者:我这个人也还是有些优点的,我觉得自己能够克服困难。我会让自己的生活更充实一点,少想一点事情。我可以看综艺节目、网上打麻将。

3. 结束阶段　评估总结、结束咨询。

志愿者:我们刚刚谈了大约 25 分钟,谈到您担忧的新冠肺炎、您目前的心理压力、现实困扰,我们也一起讨论了您这一阵子可以为自己或家人做的是让自己的生活节奏慢下来,调整为更有规律的生活,也可以尝试一些娱乐活动,也许对您会有些帮助。可以的话,我们暂时结束今天的谈话,若您之后有需要,欢迎再来电话,我或其他伙伴都会尽力陪伴与帮助您的。

来电者:可以,我试试,我觉得自己现在好多了,谢谢。

志愿者:感谢您的来电,很高兴与您交流,再见。

二、经验总结

在热线接听过程中,我们常常发现类似的案例,来电者求助目标虽然明确,但是深入交流时发现其真正问题并非初次提出的问题,这时需要志愿者通过技巧引导,帮助来电者理清思路,澄清问题。通过倾听,与来电者建立情感上的联结,鼓励来电者说出内心的苦闷、无助和无奈,但不强迫。同时与来电者共情,体会对方的无奈、悲伤和无助等。稳定来电者情绪的同时,积极帮助来电者寻求自身资源,探讨解决问题的办法,并有技巧地提供一些自我调节的方法。通过早期、中期以及结束三个阶段的循序渐进,顺利地完成热线接听工作。

附 录

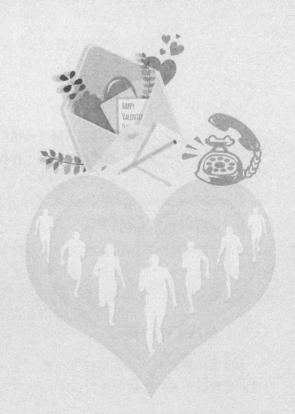

附录一　关于印发新型冠状病毒肺炎疫情
防控期间心理援助热线工作指南的通知

各省、自治区、直辖市应对新型冠状病毒肺炎疫情联防联控机制（领导小组、指挥部）：

为指导各地卫生健康、教育、民政、文明办、工会、共青团、妇联、残联等部门及心理健康相关学会、协会等社会组织进一步加强社会心理服务，做好新型冠状病毒肺炎疫情防控期间心理援助热线工作，制定了《新型冠状病毒肺炎疫情防控期间心理援助热线工作指南》。现印发你们，请参照执行。

国务院应对新型冠状病毒肺炎疫情联防联控机制

2020 年 2 月 7 日

新型冠状病毒肺炎疫情防控期间
心理援助热线工作指南

为指导各地卫生健康、教育、民政、文明办、工会、共青团、妇联、残联等部门及心理健康相关学会、协会等社会组织进一步加强社会心理服务，做好新型冠状病毒肺炎疫情防控期间心理援助热线（以下简称热线）工作，根据《新型冠状病毒肺炎疫情紧急心理危机干预指导原则》《关于设立应对疫情心理援助热线的通知》等要求，制定本工作指南。

一、热线工作目标

为疫情防控期间不同人群提供心理支持、心理疏导、危机干预等服务，帮助求助者预防和减轻疫情所致的心理困顿，寻找和利用社会支持资源，维护心理健康,防范心理压力引发的极端事件。

二、热线工作原则

(一)坚持公益服务。为在疫情防控中有心理困顿的人员提供免费的心理援助服务。

(二)坚持专业服务。运用专业的方法和技术,为求助者提供规范的情绪疏导、情感支持、危机干预等有针对性的服务,并定期开展专业督导,保障热线服务的专业性。

(三)坚守伦理要求。遵守善行、责任、诚信、公正、尊重的职业伦理和职业精神,避免对求助者造成伤害,维护其身心健康。

三、热线设立要求

(一)基本要求

1. 精神卫生医疗机构(精神专科医院、具有精神科特长的综合医院)、高等院校学生心理健康教育与咨询中心、心理健康相关协会学会等社会组织,可在卫生健康、教育、民政、共青团、文明办、残联等对应行业(领域)主管部门的领导下设立热线,并负责热线日常管理和维护。

2. 热线要接受对应行业(领域)行政部门的管理和业务指导。

3. 热线原则上应当提供24小时服务。

4. 在疫情发生前已开通的热线,在疫情期间维持原服务内容的基础上,设立应对疫情心理援助服务的专门坐席。

(二)硬件要求

1. 接听场所 应当设有固定的接听场所,环境相对封闭、安静。每条热线至少开通2个坐席,负责疫情相关心理援助服务。

2. 接听设备 应当配备专用接听设备,具备接听、记录、转接、录音等功能。如目前仅有电话,尚未配备相关设备,则应当保证工作状态下的通信信号畅通稳定。

(三)工作团队

热线内部可根据条件设立行政管理组、咨询工作组、督导组,各个团队应当相互配合做好热线服务。行政管理组由热线主办机构的行政管理人员组成,主要负责热线运行管理和运行保障等,咨询工作组由热线咨询员组成,主要负责接听求助者电话,提供心理支持、心理疏导等服务。督导组由高年资、有热线工作相关经验的精神医学、临床与咨询心理学等相关专业人员组成,负责热线咨询员业务督导工作。

四、热线咨询员要求

(一) 基本要求

1. 自愿参加热线服务,具有良好的专业素养和敬业精神,有良好的职业操守。

2. 语言表达清楚,沟通、交流的意愿和能力强。

3. 具备相关专业背景,包括精神科医护人员、心理治疗师、心理咨询师、心理健康相关社会工作者等。

(二) 专业要求

1. 具备专业能力　掌握热线服务基本理论和技能、热线接听技能、服务伦理要求等,具备处理心理应激问题的能力。

2. 掌握特定技能　了解危机干预的基本理论,能够识别常见精神障碍和危机状态,及时对高危人员进行危机干预或转介。

(三) 实践操作要求

1. 熟悉热线服务的处理流程,包括确立关系、澄清问题、确定工作目标、探讨解决方法、总结等过程,熟练掌握设备操作和完成相关记录等。高危及可能危害他人及社会安全的来电应当向行政管理组汇报,并寻求督导。

2. 掌握热线服务的各种基本技巧,如倾听的技巧,提问的方式,如何表达理解、提供建议、进行总结、把握时间等。

3. 熟悉有关疫情的最新政策和科普知识。

4. 熟悉热线服务中的评估要求,包括基本的状态、严重性、危险性、效果的评价演练。

5. 熟悉危机来电的识别和处理基本原则,包括基本步骤、风险程度评估、资源的利用等。

(四) 工作职责

1. 按热线管理要求收集有关电话内容和求助者信息。

2. 向求助者提供准确的疫情防控相关信息。

3. 提供规范的心理援助和危机干预服务。

4. 必要时,为求助者推荐其他适当的资源或服务。

5. 定期接受岗位培训和督导。

6. 遵守心理健康服务伦理要求。

五、热线督导要求

(一) 督导目的
确保求助者的健康权益,促进热线咨询员的专业发展和个人成长。

(二) 督导员基本要求
1. 具有精神医学、临床与咨询心理学、危机干预等方面的专业教育及培训背景。

2. 有丰富的理论和实际工作经验。

3. 有教学的意愿和热情,有教学能力。

4. 有成熟的人格和进取的人生态度。

5. 对热线工作比较熟悉。

(三) 督导员工作职责
1. 对热线相关工作进行指导,对热线咨询员的专业知识、服务技能等方面进行专业培训,提高热线咨询员的业务能力。

2. 定期为热线咨询员提供个体或团体督导,解答热线咨询员的疑难问题,维护热线咨询员的身心健康,帮助其自我成长。

3. 配合热线管理人员对热线咨询员进行招募、选拔、考核等,定期对热线咨询员的工作状态进行评估。

4. 会同热线管理人员制定热线服务质量评估内容,及时评估热线咨询员的业务能力,向热线咨询员反馈接线中存在的问题。

5. 指导热线咨询员应对高危来电、特殊来电、高危事件;协助高危来电、特殊来电、高危事件的转介处理。

6. 密切关注热线运行情况,及时提出切实可行的改进热线工作的意见建议。

7. 在督导中发现的疑难问题,可向中国心理学会、中国心理卫生协会专家团队(名单由学会协会在相关网站对外发布)寻求专业督导。

六、热线管理要求

(一) 开展热线服务质量评估
热线管理部门可以采取自评、他评、即时评定和定期抽查相结合的方式,对热线服务质量进行评估。评估内容包括:

1. 热线咨询员的接线态度、交流技巧、接电过程，对一般心理问题来电、危机来电、特殊来电进行评估干预的实施要点。

2. 求助者的问题类型、求助者使用服务过程的反应、服务结束时的满意度（如：对热线咨询员态度、服务有效性的评价）。

（二）规范采集和保存热线业务资料

1. 制订热线电话登记、处理记录及评估表格，对热线服务情况进行记录，建立热线咨询员交接班记录。

2. 热线服务的文字记录、电子记录、录音资料需要由专人保管，相关资料至少保存 3 年。在资料采集保存过程中或资料对外转送、网络传输时应当遵循保密、及时、完整的原则。

（三）完善实施相关服务规范

1. 督导员定期对热线业务资料进行抽查，依照服务质量评估内容开展检查，并提出改进意见。

2. 可以采取盲法评估，也可以与相关热线咨询员一起复习业务登记资料，共同评估热线服务的合理性、有效性。

3. 针对质量检查发现的问题，开展在岗继续教育，提升热线服务质量。

（四）开放举报投诉等反馈渠道

可以设立举报电话、网站论坛、问卷调查等，接受社会对热线服务情况的监督。

（五）定期开展总结评估

1. 汇总分析热线服务人次、举报问题次数、民意测验结果，评估机构的社会影响水平。

2. 汇总分析求助者的基本信息、求助问题类型、满意度等数据，评估热线服务的合适程度。

3. 汇总分析热线咨询员的自评、他评结果，评估热线咨询员的工作状态。

七、热线服务伦理要求

（一）具备政治责任感

热线咨询员应当具备基本的政治责任感，在遵守国家法律法规的基础上开展工作，及时传达有关法律法规和政策，不做违背法律和道德的行为。

（二）科学准确传播信息

热线咨询员应当认真学习相关专业知识，不断更新自己的知识，以确保及时、准确、科学地传播相关信息。

(三) 及时处理应急事件

热线工作团队有义务防范和处理个人、团体和社会应急事件。在面对应急或突发事件时，要沉着冷静，及时恰当地进行处理，不得违反相关职业守则。对应急事件不可隐瞒或弄虚作假。

(四) 保持客观公正

热线咨询员应当尽最大可能保证每一位求助者得到同等的机会，获得满意的答复。应当以客观、科学、公正的态度对待每一位求助者，尽量减少个人价值观对求助者的影响，多提供专业服务，不给予道德价值评判；多提供选择方案，不给予直接指令。

(五) 遵守知情同意及保密原则

热线咨询员如对热线服务过程进行录音，应当事先取得求助者的知情同意。热线咨询员应当充分尊重求助者的隐私权。在接听电话过程中可以对求助者的问题做必要的记录，但这只是为了以后接受督导，对自己的工作进行总结所用。除保密例外的情况，未经求助者知情同意，严禁将求助者的个人信息、求询问题以及相关信息透露给第三方，更不可利用上述信息谋取私人利益。

附录二　全国应对疫情心理援助热线
志愿者承诺知情同意书

本人承诺：

1. 本人 14 天内无发热、咳嗽及其他呼吸道感染病史。

2. 本人 14 天内无湖北省旅居史或各种原因去过、路过湖北（包括经过、经停、路过、中转等），并且未与上述人员相关接触史。

为了心理援助热线的顺利开展，志愿者需遵守以下条款：

1. 志愿者需遵守《中华人民共和国精神卫生法》《中华人民共和国心理咨询师职业标准》，以及心理救援协会制订的各项规章制度。对于相关法律尚未明确之处，需双方协商确定。

2. 咨询过程中双方除咨询关系之外，避免出现其他人际关系（如恋人、密友、商业伙伴）的交往。除非来电者主动说起，志愿者不能探究对方的各方面问题，从而保护咨访关系的单纯性、完整性。

3. 志愿者主动参与咨询过程，并为咨询内容负责，如实登记。

4. 志愿者需遵守保密原则，未经心理救援协会及热线平台同意，不得将资料泄露给第三方；对于咨询记录等文档需严格管理，避免他人翻阅或拍照。违反保密相关规定者，本协会及热线平台将追究相关法律责任。

5. 志愿者不得私自利用热线相关资料撰写学术论文，不得私自使用热线平台的署名；利用热线相关资料撰写的论文作者署名需经过协会专家组成员审核，并符合科研诚信原则及本协会科研学术相关文件规定。违反有关规定者，本平台将追究相关法律责任。

6. 志愿者必须参加心理救援协会安排的各种心理危机干预培训，为来电者提供有效的帮助。

7. 咨询过程中，志愿者需尊重来电者的自主性，不要草率分析或给出建议，支持与抚慰、理解与尊重、倾听与共情更能让他们获得帮助。

8. 在咨询过程中，如遇到自身能力与接访案例不匹配时，第一时间联系上级督导人员进行转介。

9. 在咨询过程中,来电者有危害公共安全言语,并有详细计划;或将要采取危害他人人身安全或财产安全的行为;或来电者已经或即将出现自杀行为,立即解除保密原则并上报公安局和主管部门。

10. 本协议未尽事宜可在今后协商补充,在双方达成更改协议的决定并制订新的协议之前,双方均需遵守本协议。

11. 我已阅读并理解上述信息,本着自愿原则签订全国应对疫情心理援助热线志愿者承诺知情同意书,同意参与心理援助热线活动,严格遵守上述原则。

志愿者:

时 间:

附录三　全国应对疫情心理援助热线工作记录表

全国应对疫情心理援助热线工作记录表

志愿者姓名：　　　　来电日期：　　年　　月　　日

来电者姓名		性别	
年龄		职业／学业	
所在地	_____省_____市区（县）_____镇（乡）_____村		
身体状况	已确诊患者　　疑似患者　　就诊发热病人 其他_____		
来电者状态	住院隔离病房　　住院一般病房　　隔离区医学观察 居家独住　　居家与家人合住　　宿舍或单位公寓 出差或旅游　　其他		
来电者身份	一级 住院重症患者　　一线医护人员　　疾控人员和管理人员 二级一线医护人员		
	二级 疑似患者　　密切接触者　　就诊的发热患者		
	三级 一二级的亲属　　一二级的朋友　　一二级的同事 参加疫情应对的后方救援者		
	四级 受疫情防控措施影响的疫区相关人群　　易感人群 普通公众		
	其他 来电者身份_____		
求助问题			
主要工作内容与方法			
主要干预建议			
来电性质	一般心理困扰　　心理应激　　危机干预 现实困扰　　其他_____		
咨询结果	问题解决　　转介　　就来电问题与其他部门联系		
备注			

附录四　心理援助热线操作流程

1. 12320 呼叫中心分机号 8731 系统操作手册

（1）登录系统：在浏览器中输入"http://ctiey.i12320.com"，见附图 1。

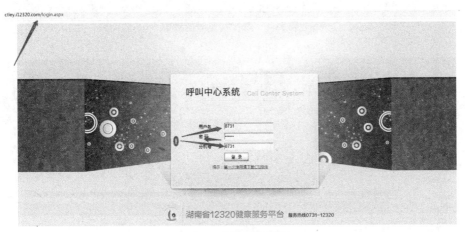

附图 1　登录系统界面

（2）登录后呼叫中心系统界面见附图 2。

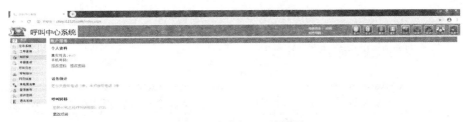

附图 2　呼叫中心系统界面

（3）右上角的"签出""置忙""外呼"显示有颜色时，代表热线线路可以随时接通，坐在电脑旁边守候热线电话即可，见附图 3。

附图 3　电话空闲状态时的界面

（4）来电响铃 2~3 声后，戴上耳麦，按下 ON/OFF 后即可接听。

（5）如在 8 :00—22 :00，需要紧急暂时离开，可以让固定座机的志愿者接听来电，如此时间外需要紧急暂时离开，可以点击"置忙"，见附图 4，回到岗位后再重置，见附图 5。

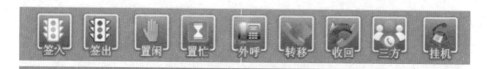

附图 4　置忙状态时的界面

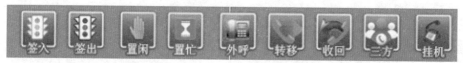

附图 5　重置后的界面

（6）查询全部日志内容，见附图 6。

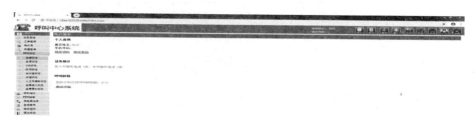

附图 6　全部日志内容查询界面

（7）呼叫日志查询，见附图 7。

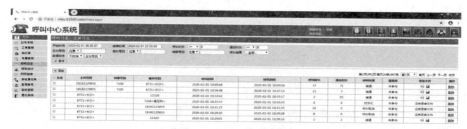

附图 7　呼叫日志查询界面

（8）如在 8 :00—22 :00 接听热线的过程中，遇到严重精神心理疾病的来电者，需要求助专业的精神心理医生时，请点击"更改呼转"，而后再输入相应值班专家的电话号码,点击确定即可,见附图8。

(9)如果是22:00以后接听的来电,需要更高级的精神心理咨询求助,可以请来电者次日白天电话转接咨询或者直接到权威专业的医疗机构门诊,进行心理咨询即可。

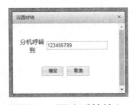

附图8　更改呼转输入电话号码界面

(10)每日白班组长,在交接班时应在12320分机电脑上进行呼叫转移绑定。在分机呼转中输入下一位值班督导专家的手机号码,呼叫转移项目内出现下一位值班人员电话就算绑定成功。次日白班组长8:00再重新在7号机上更改呼叫转移模式为现场接听模式,输入8731即可。

(11)请12320热线值班人员将所有的来电相关信息记录在7号线路新冠肺炎心理援助热线电话登记本上,下班前将每位来电者的内容汇总登记在电脑桌面上的7号热线接听信息登记表上。

(12)常见问题集锦

1)登录系统时,显示失败界面,见附图9。

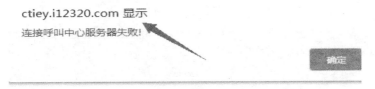

附图9　连接呼叫中心服务器失败界面

此时检查右下角的图标,若显示红色,见附图10,则右击图标,点击启动,待显示绿色时就能正常接听热线。

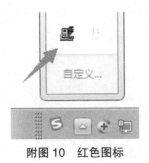

附图10　红色图标

2)其他问题,直接拨打相关技术人员电话联系。

2. 设置热线呼叫转移操作流程

(1)0731-85292999 呼叫转移设置流程

1)打开"商务网络语音系统_参数设置"软件,如果已经打开,在电脑右下角任务栏中找到并双击,见附图 11,登录密码为:1000。

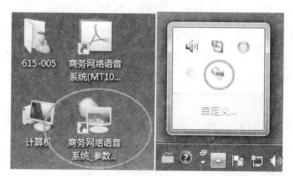

附图 11　启动呼叫转移设置流程界面

2)点击"ACD 配置"→"排队队列配置"→"队列号 10 和 11"进行设置,见附图 12。

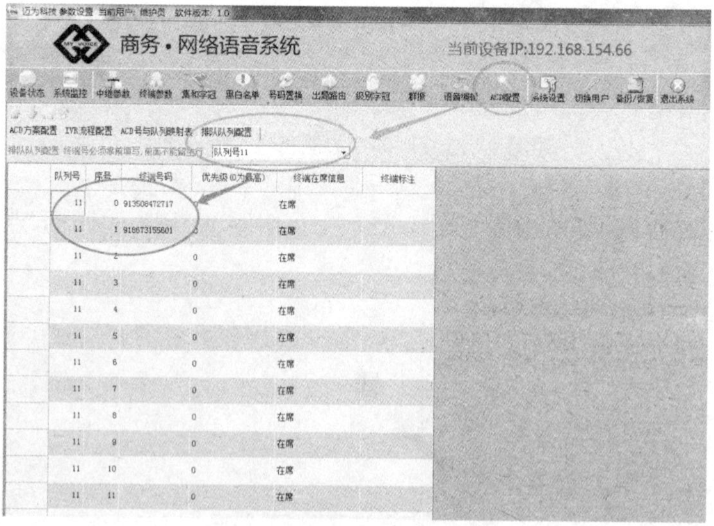

附图 12　呼叫转移 ACD 配置界面

3)修改 2 个终端号码为"9+ 夜班电话号码"→点击下箭头写入数据,见附图 13。

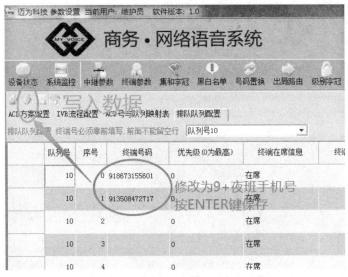

附图 13　呼叫转移终端号码修改界面

4) 鼠标点击左上角空白处全选,点击上箭头读取数据,核对两个号码是否为两位夜班老师的手机号码,见附图 14。

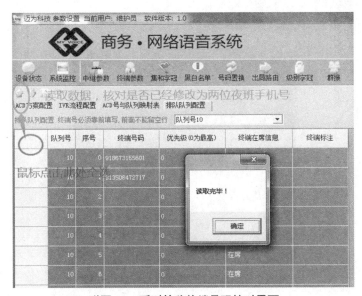

附图 14　呼叫转移终端号码核对界面

5) 同理设置"队列号 11"并核对,但注意两个手机号码与"队列号 10"中设置的顺序相反,见附图 15。

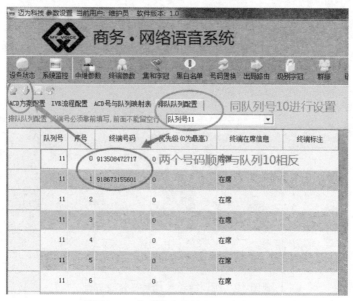

附图 15　呼叫转移终端号码设置界面

6) 绑定电话后,拨打 4 个热线电话测试,看是否转接并通话顺畅。

(2) 12320 热线呼叫转移设置流程

1) 打开谷歌浏览器,见附图 16。

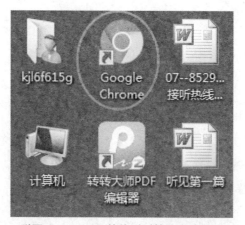

附图 16　12320 热线呼叫转移启动界面

2) 打开"书签"→"呼叫中心系统",见附图 17。

3) 默认账号 8731 和密码登录,见附图 18。

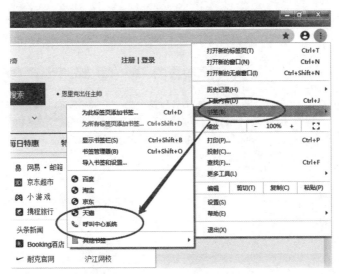

附图 17　呼叫中心系统启动界面

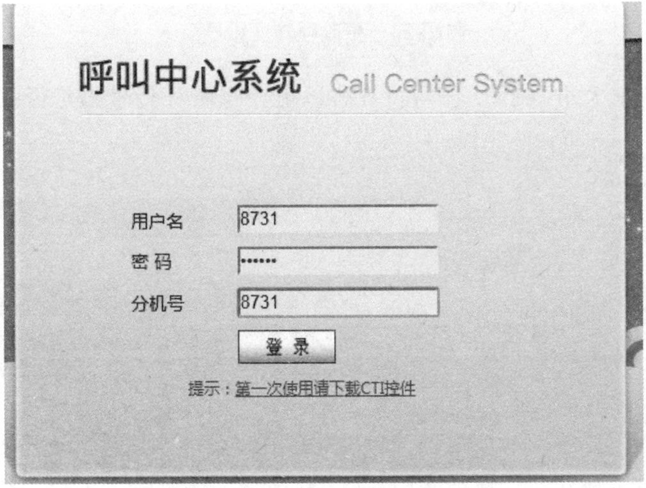

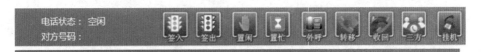

附图 18　呼叫中心系统登录界面

4）查看右上角的"签出""置忙""外呼"显示有颜色，电话状态为"空闲"时，代表热线线路已经接通，已登录呼叫中心系统，见附图 19。

附图 19　电话空闲状态时的界面

5) 点击"更改呼转"→填写呼转号码(白天 8 :00—22 :00 为 8731 ;夜间 22 :00—8 :00 为 12320 值班专家电话号码)→点击"确定"保存,见附图 20。

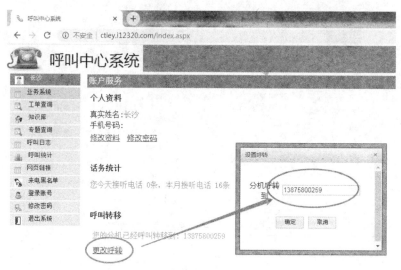

附图 20　更改呼转设置界面

6) 点击左上角"刷新"→等待 5 秒以上→查看呼转号码是否已更改,见附图 21。

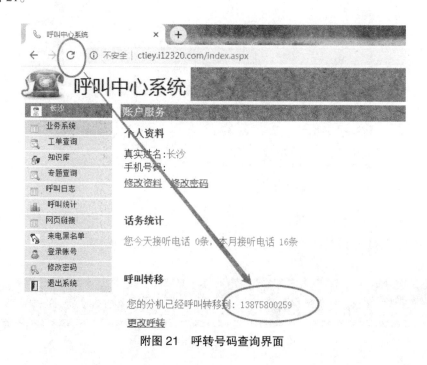

附图 21　呼转号码查询界面

参考文献

［1］柴光军. 突发公共卫生事件特点、防控对策和措施 [J]. 解放军预防医学杂志, 2013, 31 (5): 385-387.

［2］曹火军, 张伟娟, 王和宝, 等. 心理援助热线重复来电者的特征及咨询内容研究 [J]. 现代医药卫生, 2020, 36 (01): 35-36, 39.

［3］崔静静, 金琼, 王文武, 等. 2011-2013 年宁波市康宁医院心理热线资料分析 [J]. 中国农村卫生事业管理, 2015, 35 (11): 1437-1439.

［4］樊富珉, 秦琳, 刘丹. 心理援助热线培训手册 [M]. 北京:清华大学出版社, 2014.

［5］高贵军, 冯素青, 曾娟, 等. 12320 卫生热线在突发公共卫生事件中的作用分析 [J]. 医学动物防制, 2014, 30 (01): 61-62.

［6］郭念锋. 心理咨询师:国家职业资格三级 [M]. 北京:中国劳动社会保障出版社, 2017.

［7］国务院应对新型冠状病毒肺炎疫情联防联控机制. 关于印发新型冠状病毒肺炎疫情防控期间心理援助热线工作指南的通知:肺炎机制发〔2020〕24号 [A/OL].(2020-02-27). http://www. nhc. gov. cn/jkj/s3577/202002/f389f20cc1174b21b981ea2919beb8b0. shtml.

［8］韩烁. 中国基层公务员激励约束机制研究 [D]. 西安:西北大学, 2010.

［9］贾晓明. 心理热线实用手册 [M]. 北京:中国轻工业出版社, 2016.

［10］李春红. 新形势下心理咨询技术在辅导员工作中的运用研究 [D]. 成都:西南石油大学, 2015.

［11］乐曲, 杨建军, 董建树, 等. 上海市 12320 卫生健康热线在突发公共卫生事件应对中的作用——以 2018 年问题疫苗事件为例 [J]. 健康教育与健康促进, 2019, 14 (04): 349-352.

［12］孙承业. 中毒事件处置 [M]. 北京:人民卫生出版社, 2013.

［13］孙宏伟. 心理危机干预 [M]. 2 版. 北京:人民卫生出版社, 2018.

［14］涂巍.建立良好咨访关系必备的咨询态度 [J].科教导刊,2015,08: 160-161.

［15］陶占怀,安艳婷,张丽娜,等.浅谈新冠肺炎疫情期间医护人员心理危机干预 [J].人民军医,2020,63 (06): 560-563, 569.

［16］王翠玲,王绍礼,童永胜,等.北京市心理援助热线自杀高危来电的特征及干预效果 [J].中国心理卫生杂志,2011,25 (10): 741-745.

［17］许冬梅,马莉.精神卫生专科护理 [M].北京:人民卫生出版社,2018.

［18］杨军,徐晓莉,张洪江,等.突发公共卫生事件中心理咨询热线的应用分析 [J].中国健康教育,2004(11): 70-72.

［19］赵后锋,王佳佳,王广法.徐州市心理援助热线1184次来电资料初步分析报告 [J].中国民康医学,2011,23 (5): 620-621.

［20］赵丽婷,童永胜,李献云,等.北京心理危机干预热线主要来电者特征的比较分析 [J].中华精神科杂志,2014,47 (5): 269-275.

［21］周爽.哀伤辅导策略探析——为丧失提供一个哀伤过程 [J].课程教育研究,2018 (49): 171-172.

［22］张亚宏.基于心理咨询技术的读者抱怨沟通 [J].泉州师范学院学报,2018,36 (04): 55-59.

［23］杨雪梅,林思幸.非营利心理热线机构志愿者的管理 [J].齐齐哈尔师范高等专科学校学报,2015 (06): 98-99.

［24］秦琳,贾晓明.心理热线咨询来电者求助表达过程的质性分析 [J].中国临床心理学杂志,2015,23 (01): 182-185.

［25］朱富忠,盛奇伟,顾文英,等.社会工作视阈下癌症患者心理支持服务模式 [J].解放军医院管理杂志,2017,24 (06): 538-541.

［26］马顺玲,何婧.天津市心理援助热线接线员的管理 [J].继续医学教育,2016,30 (08): 81-82.

［27］李闻天,杨光远,童俊,等.武汉"心心语"心理热线2020年2月4日—2月24日来电趋势分析 [J].心理学通讯,2020,3 (01): 24-27.

致　谢

　　在此我们衷心地感谢中国医学救援协会心理救援分会、国家精神心理疾病临床医学研究中心(中南大学湘雅二医院)以及中南大学湘雅二医院领导们的积极组织与支持,正是您们的指导、激励,才使得全国应对疫情心理援助热线平台的建设得以不断完善;也衷心感谢中南大学湘雅二医院精神心理医学团队和中南大学湘雅二医院团委及心理援助热线志愿者们,你们不仅为热线平台的建设提供了宝贵经验,更为受疫情影响的民众带去了温暖和抚慰;还要感谢为保证热线顺畅工作在后台默默做维护工作的各部门工作人员,为本书的出版奠定了坚实的基础。最后再次感谢在全国应对疫情心理援助热线平台兢兢业业工作的各位同仁,为本书提供了丰富、生动且宝贵的案例资料。